食学検定試験 完全対応

楽しく学べて**合格!!**

食のプロフェッショナルはじめの一歩!

食学検定
公式テキスト&問題集

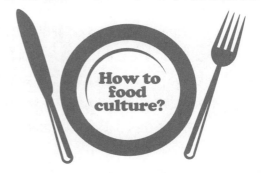

How to food culture?

IFCA国際食学協会

BAB JAPAN

はじめに

　現代は、「飽食（崩食）の時代」と言われる一方で、様々な食の情報が溢れ、何を食べればいいのか、何を選べばいいのかわからなくなってしまっている人が非常に増えているように思われます。そんな、"本当の健康とは何か"を模索している時代背景の中で、今こそホンモノの『食』を選択できる力をつけて欲しい、という切なる願いから生まれた参考書＆問題集です。

　『食学』を楽しく学びながら食学を生活の中で活用し、かつ、食学検定の試験対策に必要な知識が身に付けられるような構成になっています。

　「料理を上達させたい」「健康や美容に良い食事を作りたい」「豊かな人生にするために、役立つ知識を身に付けたい」という方はもちろん、食の仕事に就いている方や食を学ぶ学生、セラピストや医療従事者、将来的な起業や教室開講を目指している方々が「食の基礎」を学べるよう工夫しました。

　食学を学び、さらに検定を通じてその内容をマスターすれば、ホンモノの『食』を選択できる力が身につき、あなたや大切な人を健康に導けるようになります。

　本書を通し、あなたの幸せな未来の一歩となっていただけたら幸いです。

国際食学協会スタッフ一同

本書の使い方

●参考書として活用

　本書は、『国際食学協会（IFCA）ウォーミングアップ講座』の内容を盛り込んだ、『食学検定』試験対策の学習参考書です。自分のペースに合わせて、興味のある項目から取り組めます。

　プログラム設計は、IFCAが独自に考案した「LTA理論」を応用しています。LTA理論とは、「Logic（論理）」「Thinking（思考）」「Answer（解答）」の頭文字を取ったもの、テキストから知り得た内容についての解答を得る前に、「考える」行為を行うことで、自らの「解答を創造する力」を養うことを目的としています。解答を得る前に、一度自分で考えるようにしましょう。

●模擬テストに挑戦

　チェックテストで力がついてきたら、食学検定の模擬テストに挑戦してみましょう。出題範囲は『食学検定テキスト』の掲載内容です。

　本書の模擬テストは40問の問題を2回分掲載しています。試験時間は60分、正答率80％（32問）以上を目指しましょう。

　（※本試験は50問で90分です）

Contens

　はじめに 2
　本書の使い方 3

食学検定とは？
　食学検定とは 8
　国際食学協会とは 9
　食学検定の概要 10
　協会が認定するその他の資格 12

第1章　「食学」とは
1　国際食学協会 (IFCA) の理念 18
　【「食育基本法」の基礎知識】 19
2　健康で豊かな人生を実現する正しい「食」の知識を学ぶ ... 22
3　さまざまな知識と知恵をバランスよく学ぶ 23
　● Check Test －チェックテスト－ ● 24

第2章　石塚左玄の「食養学」
1　石塚左玄とは 28
2　食養学を実践するための5つの原則 28
　【食養学の5大原則】
　1 食物至上論／2 人類穀食動物論／3 身土不二論／ 29
　4 一物全体論／5 陰陽調和論
　● Check Test －チェックテスト－ ● 36

第3章　「食」とライフスタイル
1　「食べ物」の力 40
2　旬の食材を知り、活用する 41
　野菜の旬にも幅がある 42
　旬の野菜の力を活用する 43
　【春の代表的食材】／【夏の代表的食材】 46
　【秋の代表的食材】／【冬の代表的食材】
3　さまざまな食材 71
　【玄米と雑穀】玄米を主食にする 71

　　　　特徴の比較 ……………………………………………… 72
　　　　マクガバン・レポート …………………………………… 72
　　　　精米とは …………………………………………………… 73
　　　　分搗き米を活用する ……………………………………… 74
　　　　玄米と白米の栄養比較 …………………………………… 75
　　　　米の種類 …………………………………………………… 77
　　　　種による分類 ……………………………………………… 77
　　　　栽培条件による分類 ……………………………………… 78
　　　　デンプンの質による分類 ………………………………… 78
　　　　日本の米の品種 …………………………………………… 80
　　　　玄米だからこそ「有機栽培」が大切 …………………… 83
　　　　栽培方法による付加価値米 ……………………………… 84
　　　　そのほかの付加価値米 …………………………………… 85
　　　　【そのほかの穀物】 ……………………………………… 86
　　　　シリアルも「全粒穀物」を選びたい …………………… 89
　　　　【豆類】／【大豆加工食品】／【種子・ナッツ類】【果物】／【きのこ類】……… 90
　　　　【海藻類】／【肉類】／【魚介類】／【卵】／【牛乳・乳製品】／【調味料など】
　　　　「オーガニック」を選ぶ意味 …………………………… 116
　　　　オーガニックな食材とは ………………………………… 116
　　　　食材の「機能」を最大限に活用する …………………… 117
　　　　食品の3つの機能 ………………………………………… 117
　　4　健全な食へのこだわり ……………………………… 118
　　　　ナチュラルで鮮度の良い食材を選ぶ …………………… 118
　　　　良質な食材選びのポイント ……………………………… 118
　　　　健全な食習慣のポイント ………………………………… 120
　　　　「食生活指針」を活用する ……………………………… 123
　　　　「食生活指針」のポイント ……………………………… 124
　　　　食事は生活リズムの基本 ………………………………… 124
　　　　● Check Test ―チェックテスト―● ………………… 132

第4章　食と料理

　1　自分で「食」をコントロールする ………………… 140
　　　　「おふくろの味」にはシンプルな料理が多い ………… 140
　2　料理の常識 ……………………………………………… 141
　　　　簡単にできることを、きちんとやる …………………… 141
　　　　道具の常識 ………………………………………………… 142

食材の力をいかす下ごしらえ ………………………………… 146
　　　料理への配慮 …………………………………………………… 151
　　　気をつけるべきこと …………………………………………… 154
　　3　調理の常識 ……………………………………………………… 155
　　　【基本調味料】 …………………………………………………… 155
　　　米の洗い方・炊き方 …………………………………………… 156
　　　いろいろな炊き方 ……………………………………………… 157
　　　【基本の切り方】 ………………………………………………… 158
　　　【知って得する調理法】 ………………………………………… 160
　　4　心をこめて料理する …………………………………………… 162
　　5　大切なのは見た目や味だけではない ………………………… 163
　　6　悔い改めて「食い」改める …………………………………… 163
　　● Check Test －チェックテスト－ ● ……………………… 164

第5章　安全な食品の見分け方

　　1　「食」を選択する時代 …………………………………………… 168
　　　正しい「食」の食材選び ………………………………………… 168
　　　自分を守るための基準を探す ………………………………… 169
　　2　有機農産物はカラダにいい？ ………………………………… 170
　　　有機農産物の意外なメリット ………………………………… 170
　　　人間も自然の一部であるという自覚 ………………………… 172
　　　食材選びは生産者とのコミュニケーション ………………… 172
　　　値段だけではなく「信頼」を基準に選ぶ …………………… 173
　　　調味料は、伝統と受け継がれた技の恵み …………………… 174
　　　ナチュラルな調味料は自然の摂理から生まれる …………… 175
　　　節度とまごころのある食生活を実践する …………………… 175
　　　地産地消のすすめ ……………………………………………… 176
　　3　良い食材を手に入れるために ………………………………… 177
　　　どこで買うかという選択肢も大切 …………………………… 177
　　　便利さ、安さだけではない「努力」に目を向ける ………… 177
　　　トレーサビリティシステム …………………………………… 178
　　　「思いやり基準」をもつ ………………………………………… 179
　　● Check Test －チェックテスト－ ● ……………………… 180

第6章　食品業界の気になる話題

1「食」の気になるキーワード ……………………………184
　　知らなければ、避けられない ……………………………184
2 知っておきたい「食」の現実 …………………………188
　　「食」を取り巻く実情を知る ……………………………188
　　違法ではなくても「不誠実」を感じる現実 ……………188
　　便利さや安さを追求した現実 ……………………………191
　　食品添加物を多用した食品の現実 ………………………193
　　食品添加物表示の現実 ……………………………………195
　　『食』の現実との付き合い方 ……………………………199
　　『食』への気配りを心がける ……………………………200
　　● Check Test ーチェックテストー ● ………………202

第7章　マクロビオティックとは

1 マクロビオティックは世界が認めた日本の知恵 ……206
　　マクロビオティックとは …………………………………206
　　マクロビオティックが目指すこと ………………………207
　　正しい『食』が健康の源 …………………………………208
　　ほんとうの優しさを導いてくれる生き方 ………………208
　　平和で豊かな世界を実現する ……………………………208
　　マクロビオティックの利点 ………………………………209
　　マクロビオティックの常識 ………………………………211
　　食材についての常識 ………………………………………212
　　食材の選択基準は『身土不二』の理念が基本 …………213
　　料理についての常識 ………………………………………213
　　食事についての常識 ………………………………………216
　　● Check Test ーチェックテストー ● ………………218

第8章　模擬試験

模擬試験 第1回 ……………………………………………222
　　模擬試験第1回 解答＆解説 ………………………………240
模擬試験 第2回 ……………………………………………252
　　模擬試験第2回 解答＆解説 ………………………………270

食学検定とは?
Licensing examination "Shoku-gaku"

● 食学検定とは ●

　国際食学協会が定める【人々の健康を促す食生活の知恵】を基に検定をおこないます。
　知識の力試しとして食に関する書籍やインターネット、検定対策問題集、IFCAウォーミングアップ講座などから出題される検定試験です。本検定を合格することで自身や周りの健康のための第一歩となり、食材に関して自身で選択する力が身に付きます。
　様々な食が溢れる今、何を食べればいいのか。また、何を選べばいいのかわからない時代だから本当の健康に導くことがムズカシイ。でも、ホンモノの食を選択できる力さえあればあなたや大切な人を健康に導く事ができる。そのスタートが食学検定です。
　食学検定は、あなたの幸せな未来のはじまりなのです。

　より深く学びたい方や、食をお仕事として活かしていきたい方は通信講座や各地域にある加盟校・加盟教室にて開催している資格試験対応講座をご受講ください。

● 国際食学協会とは ●

　東大名誉教授や医療従事者、生産農家、教育関係者などが集い、食養学やマクロビオティックから現代栄養学、そして各ご家庭に代々伝わるレシピや食事療法に代表される日本の良き食文化・食の智恵を「食学」と定義し、21世紀現在の人々やその子供たちに、さらに世界の人々に提供して後世に引き継いでいきたい。

　「食は命なり」「健康・道徳・経済の根源は食である」という理念を日本をはじめ、広く国際社会にも智得の場を普及していきたい。

　IFCAは、こういった「願い」から2009年に発足いたしました。

● 食学検定の概要 ●

●検定試験開催地：東京・大阪・福岡・名古屋・札幌 他

（地域は食学検定専用ホームページよりご確認をお願いいたします。）
会場は、各都市の中心部を予定しております。
詳細につきましては「受験番号をお知らせするＥメール」でお知らせします。

●受検料：6,000円（税別）

●実施日程：年2回（4月／10月）

●試験時間：90分間

●問題：50問

●出題範囲：本テキスト「食学検定　公式テキスト＆問題集」より

●受検資格：年齢、経験等の制限はございません

●**合否結果通知**：合格基準に基づき、合否結果を郵送します。
※合否結果のお問い合わせには一切応じられませんので、ご了承ください。

●**キャンセル規定**：申込ご入金後のキャンセル・返金は原則受け付けておりません。

●**検定試験の流れ**

①**検定の申込み**（検定専用ホームページより登録）

②**試験日の一ヶ月前までに会場名、受験番号をＥメールまたは郵送にてお知らせいたします**
（@shokugaku.net のメールを受信できるようにドメイン指定をお願いします）
※試験日の一ヶ月前を過ぎてもメールを受信しない際はお手数ですが協会までお電話をお願いします。

③**合否通知**（試験終了後、１か月前後にて到着）

● 協会が認定するその他の資格 ●

◎食学
現代人の欧米型食生活やストレス社会による心身のダメージ、自然治癒力の低減、これらをじっくりと根本的に改善する食の知恵とスキルを習得します。

◎美容食学
ダイエットを含む美容や健康、アンチエイジングからデトックス、アレルギーに対する体質改善のための食生活など、個々のニーズとタイプに合ったベストな食の提供を可能にするスキルを習得します。

◎マクロビオティック
玄米を主食、野菜・漬物・乾物などを副食とする食事を基本に、食材や調理法のバランスを考える食事法。マクロビオティックの知識をどのように個々のニーズや状態に合わせてアレンジしていくのか、ご自身の食生活を通し、そのスキルを習得します。

◎**ナチュラルエイジング**
　フードプロデューサー KIYO(南　清貴) 名誉理事長 (2015年任期満了) 監修講座。
　「オプティマルフードピラミッド」に基づくカロリー計算にとらわれない新しい食べ方を学び、正しい栄養学に即した食事を続けていくと、感性が磨かれカラダの欲求が明確になっていくスキルを習得します。

◎**食学指導者養成プログラム**
　指導者になるための心構えや、人前で話す分かりやすい伝え方など加盟校・加盟教室を開講するスキルを習得します。

◎応用食事療法
　食とカラダの中のこと、食と安全性のこと、世界の食と健康など食学士対応のプログラムです。

◎親子で食学　Baby
　0～3歳の乳幼児に向けた栄養の基礎や理論をはじめ、現代の食環境、食事やおやつの考え方までを幅広く学べる通信講座です。読みやすいテキストと月齢にあわせた実践レシピやレポート提出をこなすことで食の知識がしっかり身に付きます。

◎親子で食学 Kids
　4～6歳の幼児に向けた栄養の基礎や理論をはじめ、現代の食環境、食事やおやつの考え方までを幅広く学べる通信講座です。読みやすいテキストと、お子さまと一緒に実践できるレシピと、レポート提出をこなすことで食の知識がしっかり身に付きます。

◎食学調味料講座

「さ・し・す・せ・そ」の知識は、普段の食生活にすぐに役立ちます。調味料の製造方法、働き、選び方を学ぶことができ、食や生活のあり方も考え、見直せるようになります。修了時に食学調味料アドバイザーの修了書を発行します。

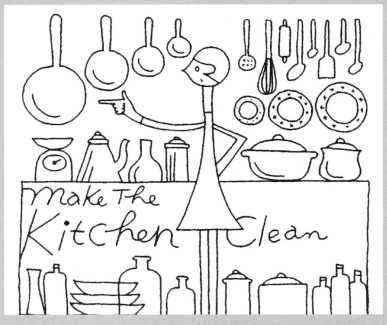

その他　多数ご用意。

第1章
「食学」とは

Definition of "Shoku-gaku"

国際食学協会（IFCA）の理念、「食学」について説明しています。「食育基本法」は食学にとって大変重要な項目です。基礎知識をしっかり理解しましょう。

Definition of "Shoku-gaku"

―第1章―
「食学」とは

1 国際食学協会（IFCA）の理念

　国際食学協会／IFCA（アイエフシーエー）では、2005年の食育基本法成立に伴い、食育を普及するためのキーワードおよび食文化・食の理論における知恵・学問・学術の総称を表す言葉として「食学」を定めました。

　「食学」は、日本、および世界各地に伝わる民間療法から、ご家庭に代々伝わる伝統的なレシピが秘めた食の知恵、さらにはマクロビオティックや日本古来の食養学、現代栄養学まで全ての「食の知恵」をバランスよく理解して正しい「食」の実現を目指すものです。

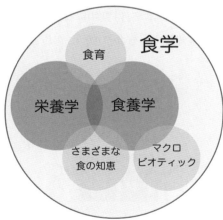

【「食育基本法」の基礎知識】

●食育基本法　前文●

　二十一世紀における我が国の発展のためには、子どもたちが健全な心と身体を培い、未来や国際社会に向かって羽ばたくことができるようにするとともに、すべての国民が心身の健康を確保し、生涯にわたって生き生きと暮らすことができるようにすることが大切である。

　子どもたちが豊かな人間性をはぐくみ、生きる力を身に付けていくためには、何よりも「食」が重要である。

　今、改めて、食育を、生きる上での基本であって、知育、徳育及び体育の基礎となるべきものと位置付けるとともに、様々な経験を通じて「食」に関する知識と「食」を選択する力を習得し、健全な食生活を実践することができる人間を育てる食育を推進することが求められている。

　もとより、食育はあらゆる世代の国民に必要なものであるが、子どもたちに対する食育は、心身の成長及び人格の形成に大きな影響を及ぼし、生涯にわたって健全な心と身体を培い豊かな人間性をはぐくんでいく基礎となるものである。

　一方、社会経済情勢がめまぐるしく変化し、日々忙しい生活を送る中で、人々は、毎日の「食」の大切さを忘れがちである。

国民の食生活においては、栄養の偏り、不規則な食事、肥満や生活習慣病の増加、過度の痩(そう)身志向などの問題に加え、新たな「食」の安全上の問題や、「食」の海外への依存の問題が生じており、「食」に関する情報が社会に氾(はん)濫する中で、人々は、食生活の改善の面からも、「食」の安全の確保の面からも、自ら「食」のあり方を学ぶことが求められている。

　また、豊かな緑と水に恵まれた自然の下で先人からはぐくまれてきた、地域の多様性と豊かな味覚や文化の香りあふれる日本の「食」が失われる危機にある。

　こうした「食」をめぐる環境の変化の中で、国民の「食」に関する考え方を育て、健全な食生活を実現することが求められるとともに、都市と農山漁村の共生・対流を進め、「食」に関する消費者と生産者との信頼関係を構築して、地域社会の活性化、豊かな食文化の継承及び発展、環境と調和のとれた食料の生産及び消費の推進並びに食料自給率の向上に寄与することが期待されている。

　国民一人一人が「食」について改めて意識を高め、自然の恩恵や「食」に関わる人々の様々な活動への感謝の念や理解を深めつつ、「食」に関して信頼できる情報に基づく適切な判断を行う能力を身に付けることによって、心身の健康を増進する健全な食生活を実践するために、今こそ、家庭、学校、保育所、地域等を中心に、国民運動として、

食育の推進に取り組んでいくことが、我々に課せられている課題である。

　さらに、食育の推進に関する我が国の取組が、海外との交流等を通じて食育に関して国際的に貢献することにつながることも期待される。

　ここに、食育について、基本理念を明らかにしてその方向性を示し、国、地方公共団体及び国民の食育の推進に関する取組を総合的かつ計画的に推進するため、この法律を制定する。

●食育基本法　基本方針●

① 国民の心身の健康増進と豊かな人間形成
② 食に関する感謝の念と理解
③ 食育推進運動の展開
④ 子供の食育における保護者、教育関係者の役割
⑤ 食に関する体験活動と食育推進活動の実践
⑥ 伝統的な食文化、環境と調和した生産等への配意、及び農山漁村の活性化と食料自給率の向上への貢献
⑦ 食品の安全性の確保等における食育の役割

2 健康で豊かな人生を実現する
正しい「食」の知識を学ぶ

　正しい「食」を実践するためには、幅広い食の知識が不可欠です。世の中には多くの情報が溢れていますが、自らの食生活に情報を取り入れて活用するためには、基軸となる正しい知識を整理して学ぶことが大切です。

　近年、肉などを中心とした欧米型の食生活が与える心身への影響が世界的に問題視されています。ハリウッドのセレブなどの著名人が食養学から派生したマクロビオティックを実践するなど、日本の伝統的な食生活は、今、世界が注目している正しい「食」のあり方です。

　一方で、戦後日本の食生活は急速に欧米化して、国民の医療費は40.6兆円（平成25年度）を超える規模にまで膨らんで、メタボリックシンドロームや生活習慣病の蔓延が社会的な問題になっています。より多くの人々が正しい「食」を知り、実践していくことは、21世紀、人類が健康で豊かな人生を実現するための必須課題ともいえるでしょう。

　現在でも天皇家の御献立は「食養学」に基づいてつくられることがあるそうです。国際食学協会では、世界に誇る日本の「食学」を普及すべく永続的活動に努めていきます。

3 さまざまな知識と知恵を
バランスよく学ぶ

「食育」という言葉は、明治時代の軍医であった石塚左玄の著書『食物養生法』のなかで使われたのが最初というのが通説になっています。「食養学」はその石塚左玄が提唱した「食」に対する考え方で、マクロビオティックは食養学の実践法として日本人のキーパーソンたちが欧米で普及してきたものです。「食育」はもちろん、さまざまな食の知恵は、相互に影響を与え合って発展してきたといえるでしょう。

「食学」は、そうした食の知恵を広い視野でとらえつつ、現代のわたしたちの生活に見合った正しい「食」のあり方をバランスよく理解して実践するためのものです。

国際食学協会では、食の知識を広げることで、食材選びや料理などの食生活を楽しみながら、正しい「食」を実践していくことが「食学」の意義だと考えています。

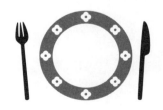

Lesson 1 Definition of "Shoku-gaku"
Check Test

「食学」とは

●下記の質問に○か×かで答えなさい。
食学とは、「食育」普及のためのキーワードであり、正しい「食」の実現を目指すためのものである。（　　）

正解：○

●下記は「食育基本法」の前文である。（　）に入る言葉を答えなさい。
子どもたちが豊かな（　①　）をはぐくみ、生きる力を身に付けていくためには、何よりも「食」が重要であるとし、様々な経験を通じて「食」に関する知識と「食」を選択する力を習得し、健全な（　②　）を実践することができる人間を育てる食育を推奨することが求められている。
国民一人ひとりが「食」について改めて意識を高め、（　③　）の恩恵や「食」に関わる人々の様々な活動への（　④　）の念や理解を深めつつ（〜中略〜）（　⑤　）、学校、保育所、地域等を中心に、国民運動として、食育の推進に取り組んでいくことが、我々に課せられている課題である。

正解：①人間性　②食生活　③自然　④感謝　⑤家庭

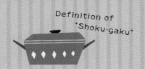

●下記の質問に〇か×かで答えなさい。

「食育」という言葉は石塚左玄の著書『食養談』のなかで使われたのが最初というのが通説である。（　　）

正解：×→食物養生法

平成25年度、国民の医療費は30兆円を超えた。（　　）

正解：×→40兆円

●下記の（　）に入る言葉を答えなさい。

（　⑥　）や（　⑦　）の蔓延が社会的な問題となっている。

正解：⑥メタボリックシンドローム　⑦生活習慣病

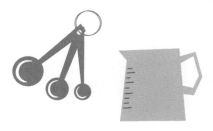

第2章
石塚左玄(いしづかさげん)の「食養学」

Learn about "Shokuyou-gaku"

「食養学」の実践には5つの原則があります。マクロビオティックのルーツとなったものですので、ひとつひとつ確認していきましょう。

Learn about
"Shokuyou-gaku"

Lesson 2 Learn about "Shokuyou-gaku"

―第2章―
石塚左玄の「食養学」

1 石塚左玄とは

　日本の伝統的な食事が健康や美容によいことをいち早く提唱したのも石塚左玄の食養学といわれています。食養学は現代の「マクロビオティック」のルーツでもあり、「食育」で推奨される食事バランスの考え方の基礎にもなっています。

　明治時代に提唱された説なので、時代の変化に合わせて対応するべきところもありますが、基本的な考え方は現代の「食育」や「食学」の、まさに根幹をなす理論といえます。

2 食養学を実践するための5つの原則

　石塚左玄の食養学を紹介する『日本人の正しい食事』沼田勇著（農山漁村文化協会）では、食養学を実践するための5つの原則が整理して紹介されています。

　石塚左玄が活躍したのは明治時代のことですが、その原則は時代を超えて人間にとって根幹的な食のあり方を示しています。

【食養学の5大原則】

1 食物至上論

人間にとって食事こそが最も大切であるという考え方。

2 人類穀食動物論

人間は本来穀物を主食とするべき動物であるとする考え方。

人間の歯の構造は

臼歯（穀物などを砕きやすく、すり潰しやすい）20本（62.5％）、
門歯（草などを噛みきりやすい）8本（25％）
犬歯（肉などを噛み切りやすく鋭く尖っている）4本（12.5％）
であり、歯の数からしてみても穀食に適している。
さらに、臼歯をかみ合わせると自然な形状にくぼみ、そのくぼみは米粒がピタリとはまるような構造になっている。
また、現代栄養学における食事の基本バランス（ＰＦＣバランス）においても食養学の考え方が一致している。

人間の歯の構造

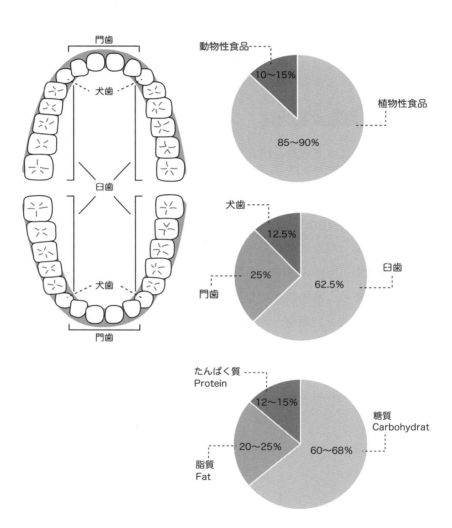

3 身土不二論
しんどふじ

　先祖代々、その土地に伝わる食べ物、その土地で採れる食べ物を重んじるべきとする考え方。

　それぞれにはメリットやデメリットもあるため、それぞれを知っておくことも大切である。

〈メリット〉
- フードマーレージ、CO_2 の削減
- 新鮮であり、栄養価が高い
- その土地に生きる人が必要としている栄養素を摂取できる
- 食料自給率の向上、生産者の保護につながる
- 郷土料理の保護
- 食育に通じる

〈デメリット〉
- 「身土不二」「地産地消」にこだわりすぎると、食べられる食材が限られる
- 採れる食材が偏り、栄養バランスが悪くなる
- 農産物の流通を滞らせる

4 一物全体論(いちぶつぜんたい)

できるだけ自然に育てられたものをできるだけ丸ごといただくのが望ましいとする考え方。

〈メリット〉
・ 食材のもつエネルギーをバランスよくカラダに取り込める
・ 皮の近くに栄養素が豊富に含まれ、栄養素を無駄なく摂取できる
・ 骨や内臓など、食べられない部分が多い動物性食材を控え、野菜の皮や根菜の葉もいただくので生ごみの排出量を抑えることができる
・ 食材として活用できる部分が増え、効率よく食材を使用できる
・ 包装されたものをいただくことが減り、ごみの排出を抑えることができる
・ 生活排水による水質汚染が減る
・ 食生活を見直すきっかけになる

〈いただく食材〉
・ 穀物・・・全粒穀物（玄米）
・ 野菜・・・皮つき、葉付き、アク抜きなし
・ 豆、海藻など

5 陰陽調和論

健康で美しく、長寿を実現するためには、バランスのよい食事が大切であるとする考え方。

陰陽のバランスをとり「中庸」のバランスを保つことで、自然環境に適応し、病気を未然に防ぐ。

（※陰陽 ＝ 古代中国の考え方で、自然界のあらゆるもの
　　　　【森羅万象】を陰と陽にわける範疇のこと）

食べ物も陰陽に分類され、陰陽どちらに偏ったものではなく、「中庸」の範囲の食べ物をいただく。中庸の範囲の中で、寒い季節（地域）は陽性寄りのものを、暑い季節（地域）は陰性寄りのものをいただくことによって、カラダのバランスが中庸になる。

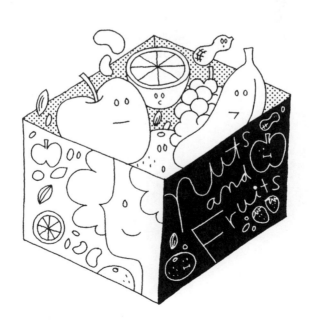

〈食べ物の陰陽〉

外見的事象における陰陽の特徴

	陰性	陽性
性別	女性	男性
身長	高い	低い
体格	やせ形	がっちり
顔の形	細長い	四角い、丸い
生まれた季節	秋から冬	春から夏
考え方	右脳的(ひらめき重視)	左脳的(理論重視)
態度	協調的	好戦的
人生観	精神的	物質的
性格	のんびり	せっかち
住環境	田舎	都会
居住地域	南部、西部	北部、東部
思想	リベラル、進歩的	保守的、伝統的

野菜の陰陽

陰性	条件	陽性
暑い地域で良く育つ（熱帯性）	生育環境	寒い地域で良く育つ（寒帯性）
春夏	成長の季節	秋冬
背が高く成長する（葉野菜）	上昇性 下降性	背が低いもの（根菜）
大きい	野菜の大きさ	小さい
多い	水分量	少ない

※あくまでも目安だが、食材選びの参考にすると良い。

Lesson 2 Learn about "Shokuyou-gaku"
Check Test

石塚左玄の「食養学」

●下記の質問に○か×かで答えなさい。

石塚左玄は日本の伝統的な食事が健康や美容によいことをいち早く提唱した。（　　）

正解：(○)

●下記の（　）に入る言葉を答えなさい。

食養学は現代の（　①　）のルーツでもある。

正解：①マクロビオティック

食物至上論とは、人間にとって（　②　）こそが最も大切であるという考え方である。

正解：②食事

人類穀食動物論とは、人間は本来（　③　）を主食とするべき動物であるという考え方である。

正解：③穀物

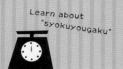

身土不二論とは、先祖代々、その（　④　）に伝わる食べ物、その（　④　）で摂れる食べ物を重んじるべきという考え方である。

正解：④土地

一物全体論とはできるだけ（　⑤　）に育てられたものを、できるだけ（　⑥　）いただくことが望ましいという考え方である。

正解：⑤自然　⑥丸ごと

陰陽調和論とは、健康で美しく、長寿を実現するためには、（　⑦　）が大切であるとする考え方。

正解：⑦バランスの良い食事

第3章
「食」と
ライフスタイル

"Shoku" and Lifstyle

旬の食材や穀物、豆、野菜、果物、動物性食材、調味料など生活に取り入れていただきたい様々な食材をご紹介しています。知識だけでなく実際に手に取ってみてひとつひとつ学びましょう。

"Shoku" and Lifstyle

Lesson 3 "Shoku" and Lifestyle

―第3章―
「食」とライフスタイル

1 「食べ物」の力

　食事とは、食材の「力」をカラダに取り入れることです。

　人のカラダは、毎日の食事で摂取する食べ物によって作られます。おいしいかどうかも大切ですが、それだけではなく、食材そのものが持っている「力」を自らの体内に取り込むことも含めて「食事」なのです。みなさんは毎日の生活の中で、食べ物の力をどのくらい意識しているでしょうか。

　もちろん、食学に興味を抱き検定を受講されるみなさんは、きっと食材や調理について、もっと知りたいという探究心に富んでいるはずです。

　本テキストでは、食学の基礎となる食材や料理の常識を確認していきます。

2 旬の食材を知り、活用する

　最近は、産地の広がりやハウス栽培の普及、また、生産者や流通業者の努力によって、野菜など「旬」の季節感が希薄になっている傾向がありますが、季節ごとに実りを迎える旬の野菜などには、その季節ならではの影響を人のカラダに与えるものが少なくありません。食材の旬を知って、毎日の料理に活用することは、健康や美容に良い食事を実践することにもなるのです。

　では、ここでは一般的な野菜について、季節ごとの「旬」を確かめておきましょう。ここで挙げたほかにも、自分で調べて書き留めておくと便利です。

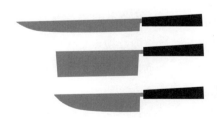

野菜の旬にも幅がある

「地産地消で、オーガニックな旬の野菜を選ぶ」

これは、食学における食材選びの原則ですが、南北に長い日本では、野菜の旬にも幅があります。

たとえばソラマメ。ソラマメは「おいしく収穫できる期間は3日だけ」といわれるほど旬が大切で、鮮度が大きく味に影響します。しかし、東京の青果店やスーパーでも、ソラマメはほとんど一年中店頭に並んでいます。かといって、ビニールハウスなどで栽培されているわけではなく、市場に出回っている国産ソラマメの多くは露地栽培といっていいでしょう。

その秘密は、地域の気候差（生産者の努力も重要なファクターですが）にあります。鹿児島など九州南部で早春に旬を迎えたソラマメは、関東地方では4月から6月ごろ、東北では5月から7月ごろ、北海道では7月から10月ごろに収穫期を迎えます。出荷量の多い鹿児島県南部は気候が温暖で、初冬から5月にかけて長く収穫できることも、ソラマメが「一年中買える」理由のひとつになっています。

"旬の野菜を選ぶ。露地栽培の野菜を選ぶ"こうしたことはどれも食材選びにとっては重要な視点です。

ですが、ソラマメのように、ほとんど一年中その条件を満たしてしまう作物もあるのです。

旬の野菜を選ぶべきなのは、地域ごとの気候風土に見合った「力」を野菜などの作物からいただくためです。ところが、初夏にソラマメが旬を迎える地域で、北海道で秋に収穫されたソラマ

メをいただいても、旬の力を取り込むとは言い難いでしょう。

　もちろん、料理の幅を広げるための食材として選ぶのは間違ったことではありません。しかし、地産地消を実践するには、気候風土が同じ「近郊」で収穫された作物を選ぶ視点が大切です。
　まずはできるだけ近郊のものを。さらには、できるだけ同じ県内、地方のものを国産のものを選ぶといったように、バランス良く考えながら、地産地消を実践していきましょう。

旬の野菜の力を活用する

　旬の野菜は、優れた「チカラ」を秘めています。たとえば春。山菜や木の芽にはポリフェノールなどの機能性成分が豊富で、多種多様なビタミンを多く含んでいます。日本料理の世界には「春の皿には苦味を盛れ」という言葉がありますが、これはそうした栄養素の働きを体験的な知恵として昔の人が知っていたからに違いありません。
　夏野菜には、カラダを冷やす働きがあり水分が豊富です。また、水分を排泄するために役立つカリウムが豊富なものが多く、梅雨に停滞していた体内の水分をスムーズに排泄するのに役立ちます。暑い夜にいただくスイカのおいしさや排泄力は、日本人の多くの人が体験したことがあるでしょう。一方で「夏は熱い物が腹の薬」という諺もあります。夏野菜などで冷えすぎたカラダのバ

ランスを整えるために、温かい物もいただくよう心がけましょう。

　秋は豊富な食材が、実りの時を迎える季節。厳しい冬に向けて栄養を蓄え、体調を整える季節でもあります。秋が深まるにつれて食べ頃を迎えるカボチャやコマツナ、ニンジンといった野菜は人間のカラダが必要とするビタミンやミネラル、カロテノイドなどの栄養素を豊富に含んだ食材です。春から夏にかけて野菜が溜め込んだエネルギーをおいしくいただきましょう。「秋刀魚が出ると按摩が引っ込む」などというユーモラスな諺は、秋の実りが人間の健康にとって大切であることを教えてくれます。

　ダイコンやレンコン、ゴボウ、ヤマイモといった冬の野菜（根菜類が多い）には、消化を助けカラダを温める滋養効果が高く、ミネラルなどの栄養素が豊富です。こたつで食べるミカンは不足しがちなビタミンＣを補給してくれます。季節に応じて旬の野菜をおいしくいただくことの大切さは「三里四方の野菜を食べろ」という諺からも教えられます。自分が暮らす土地の近くで育った野菜には、人間が健康を保つための必要な力があるということを、日本の人は体験的に学んでいたのです。身土不二の理念は、長年受け継がれた食の知恵といえるでしょう。

おもな野菜などの旬

▓ =国産品のおもな出回り期　● =とくにおいしい時期

	1月	2月	3月	4月	5月	6月	7月	8月	9月	10月	11月	12月
緑黄色野菜												
カボチャ					▓	▓	▓●	▓●	▓●	▓●	▓	
コマツナ	▓●	▓●	▓	▓						▓	▓●	▓●
シソ					▓	▓●	▓●	▓	▓			
シュンギク	▓●	▓●	▓							▓	▓●	▓●
トマト				▓	▓	▓●	▓●	▓●	▓	▓		
ニラ	▓●	▓●	▓●	▓●	▓	▓	▓	▓	▓	▓	▓●	▓●
ニンジン	▓	▓	▓●	▓●	▓●	▓	▓	▓	▓●	▓●	▓	▓
ミズナ	▓●	▓	▓	▓						▓	▓●	▓●
ピーマン					▓	▓	▓●	▓●	▓	▓		
ブロッコリー	▓●	▓	▓	▓						▓	▓●	▓●
ホウレンソウ	▓●	▓●	▓●	▓						▓	▓●	▓●
淡色野菜												
カブ	▓●	▓●	▓●	▓●	▓●	▓			▓	▓●	▓	▓
キュウリ				▓	▓	▓	▓●	▓●	▓	▓		
キャベツ	▓●	▓●	▓●	▓●	▓●	▓	▓	▓	▓	▓	▓	▓
ゴボウ	▓●	▓●	▓	▓	▓	▓	▓	▓	▓	▓●	▓●	▓
セロリ	▓●	▓	▓	▓	▓	▓	▓	▓	▓	▓	▓●	▓●
ダイコン	▓●	▓	▓	▓	▓	▓	▓	▓	▓	▓	▓	▓●
タケノコ				▓●	▓							
タマネギ	▓	▓	▓●	▓	▓●	▓	▓	▓	▓	▓●	▓	▓
トウモロコシ						▓	▓●	▓●	▓			
ナス					▓	▓	▓●	▓●	▓●	▓		
ニガウリ						▓	▓●	▓●	▓			
ニンニク					▓	▓●	▓●	▓				
ネギ	▓●	▓	▓	▓	▓	▓	▓	▓	▓	▓	▓●	▓●
ハクサイ	▓●	▓	▓							▓	▓●	▓●
レタス	▓	▓	▓	▓●	▓	▓	▓	▓●	▓	▓	▓	▓
レンコン	▓●	▓	▓						▓	▓	▓●	▓●
イモ、豆、山菜など												
ウド			▓	▓●	▓●							
エダマメ						▓	▓●	▓●	▓			
サトイモ	▓	▓							▓	▓●	▓●	▓●
サツマイモ	●								▓	▓	▓●	▓●
サヤインゲン					▓	▓●	▓●	▓●	▓			
シイタケ	▓	▓	▓●	▓●	▓●	▓	▓	▓	▓●	▓●	▓	▓
シメジ	▓	▓	▓	▓	▓	▓	▓	▓	▓●	▓●	▓	▓
ジャガイモ	▓	▓	▓	▓	▓●	▓●	▓	▓	▓	▓●	▓●	▓
ソラマメ				▓●	▓●	▓●						
タラノメ				▓●	▓							
フキ				▓●	▓●							
マイタケ	▓	▓	▓	▓	▓	▓	▓	▓	▓●	▓●	▓●	▓
マツタケ									▓●	▓●	▓	
ヤマイモ	▓●	▓●	▓	▓						▓	▓●	▓●

第3章 「食」とライフスタイル

※旬の時期は一般的に日本国内で栽培された野菜がおいしいとされる時期を示した目安です。

【春の代表的食材】

タケノコ

　一般に食用とされるのは孟宗竹（モウソウチク）のタケノコです。朝堀りで、直ぐに茹でるのが美味しさのポイント。カリウムなどのミネラル分や食物繊維が豊富で、便通の改善やむくみ、高血圧対策に効果的。チロシンという成分は気力の増進に良いといわれています。

アスパラガス

　栄養学的におすすめなのは、グリーンアスパラガス。ミネラルやビタミンを豊富に含んでいます。アスパラギン酸には、疲労回復や肝機能の改善に効果があるといわれています。穂先に含まれるルチンという成分は、毛細血管の働きを改善し、血流を良くしてくれます。

生シイタケ

　旬は春と秋。春の旬は３月～５月頃です。ミネラルやビタミンが豊富に含まれており、動脈硬化の予防や血流促進に効果があるといわれています。カルシウムの吸収を助けるビタミンＤを含んでいるのも特徴です。低カロリーで、メタボリック症候群対策の食材としてもおすすめです。

フキ

　数少ない日本原産の野菜。カリウムやマンガンなどのミネラルを豊富に含み、血流の改善などに効果的。また、食物繊維が多く、便通の改善や腸の調子を整えることに役立ちます。フキのつぼみであるフキノトウは、さらにビタミン類などを多く含んでいる栄養価の高い食材です。

キャベツ

　年間を通じて各地で栽培されたものが出回ります。特に、4月から5月に出回る春キャベツが柔らかくて美味とされています。夏のキャベツは水分が豊富で、冬キャベツは巻きがしっかりとしていて甘味が強いといった季節ごとの特徴があります。淡色野菜としてはビタミンCが豊富。キャベツから発見されたビタミンU（別名：キャベジン）は、胃腸の粘膜の修復に必要なたんぱく質の合成に役立ちます。

グリーンピース

　エンドウマメの若サヤ（未熟なまま収穫したもの）です。缶詰などの製品も多く出回っていますが、生野菜としては4月から6月ごろが旬といえます。サヤから取り出すと皮が固くなるため、豆がサヤに入ったまま流通している新鮮なものを選びましょう。栄養価は高く、ビタミンCやビタミンA（β-カロテン）、ビタミンB群、ミネラルではカリウム、カルシウムなどが豊富です。食物繊維も多く、美容効果の高い食材のひとつです。

サヤエンドウ

　サヤが5〜6cmに育った状態で実がまだ粒にならないうちに収穫して、サヤごといただきます。旬は4〜6月ごろ。フレッシュな食味や歯応えから感じる生命力は、春の野菜と呼ぶにふさわしいおいしさです。実がもう少し成長した「スナップエンドウ」もあります。ビタミンやミネラルをバランスよく含んでいます。特にビタミンCを多く含んでいるのが特徴です。

セロリ（セルリー）

　一般にはセロリと呼びますが、統計などでは「セロリー」や「セルリー」とも表記されます。地中海地方が原産とされ、ローマ時代など古くから薬草や香料に使われたといわれています。近年は長野県や静岡県で多く栽培されていて、ハウス栽培などによって年間を通じて出回りますが、露地ものの旬は3〜5月ごろ。露地ものは秋にも多くなります。

　茎の部分にはカリウムなどのミネラルが豊富。葉の部分にはカロテンなどを豊富に含んでいるので、葉も捨てずにいただきましょう。また、アピインやセネリン、アピオイル、テルペンなど40種類ほどの独特な香り成分が含まれていて、食欲増進やガン予防の効果があるといわれています。

> タマネギ

　全国各地でさまざまな品種が栽培され、長く保存がきくこともあり通年で出回っていますが、秋蒔きで春から初夏にかけて収穫される新タマネギの時期が特に旬とされています。一般的には収穫後1ヶ月ほど乾燥させてから出荷されます。さまざまな料理に広く活用する野菜でもあり、あまり旬ばかりを気にするのではなく、できるだけ近い産地の質の良いものを選ぶように配慮するのがよいでしょう。表面に傷がなく、よく乾いてツヤがあるものがおすすめです。

　切るときに涙を誘う香り成分の硫化アリルやアリシンには、血栓を防止して善玉コレステロールを増やす働きがあるといわれています。これらの成分は加熱すると甘味成分に変化します。また、ビタミンB1の吸収を助けて疲労回復などに効果的にはたらきかけます。

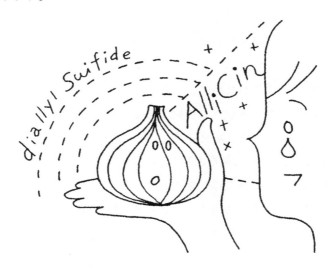

ニラ

東南アジアの原産ですが、日本に伝わったのは弥生時代ともいわれ、伝統ある日本の野菜といえるでしょう。同じ株から年に何度か収穫（葉の部分だけを刈り取る）できることもあり、市場には通年で出回っていますが、収穫量が多く、生命力豊かな3～4月のものが旬といえるでしょう。東洋医学では生薬のひとつにも使われるほど、栄養豊かな野菜です。葉の色が濃く、葉の厚みや幅がしっかりとしている新鮮なものを選びましょう。

β-カロテン、ビタミンK、ビタミンCなどが豊富な緑黄色野菜です。タマネギと同様に香りや辛味の元であるアリシン（アリイン）は、フィトケミカルのひとつ。抗酸化力や殺菌作用が高く、疲労回復にも効果的といわれています。

レタス

サラダなどにも頻繁に活用する野菜です。品種も豊富で、葉がまとまった一般的な結球レタスのほか、葉の緑が濃いのが特徴のサラダ菜、結球しないサニーレタスなどもレタスの仲間です。気候が違う各地で栽培されていて、一年を通じて市場に出回りますが、冷涼で乾燥した気候を好む作物であることから、秋まきで春に出回るものが本来の旬といえます。

夏場には長野県などの高原で栽培されたレタスが多く出回ります。これも栽培する地方では旬を迎えているのですから、あまり旬にこだわらず、上手に活用するべき野菜といえるでしょう。一般的な結球レタスは、葉の色が淡くフレッシュでしっかりと巻い

ているものを選びましょう。野菜のなかでも水分が多く、特に多く含む栄養素はありませんが、ミネラルやビタミン、食物繊維をバランスよく摂取できる食材です。また、葉の色が濃いサニーレタスなどは緑黄色野菜同様に、β-カロテンやカリウムが豊富です。

ワケギ

　ネギやタマネギの仲間でもあるユリ科の野菜です。普通のネギに比べてクセのある香りが少なく甘味があり、さまざまな料理に使いやすい食材といえます。西日本で多く栽培されていて、産地である広島ではひな祭りにワケギのぬたを食べる習慣があるように、2月から4月ごろの早春が旬。β-カロテンやビタミンCがとくに豊富で、カリウムやカルシウムなどのミネラルをバランスよく含んでいます。また、ネギの仲間の特徴である硫化アリルなどのフィトケミカルを含んでおり、美容の観点からも有効な食材です。

ソラマメ

　完熟前の未熟な実を野菜として収穫します。4～6月の初夏が旬ですが、全国各地で栽培されているものが、10月ごろまで出回ります。鮮度が落ちやすいので、サヤにツヤと張りがあるものを選びましょう。茹でたり焼くときも、サヤのまま加熱した方が美味しくいただけます。ミネラルやビタミン類などをバランスよく含んでいます。また、食物繊維も豊富です。エダマメに匹敵する栄養価の高さをもった食材といえます。

【夏の代表的食材】

トマト

　赤い色を生み出すリコピンというカロテンの一種には、抗酸化作用があり、アンチエイジングに効果的な食材といわれています。ビタミンCやミネラルも豊富。トマト1個で成人が1日に必要とするビタミンCのおよそ半量を摂取できます。赤み成分であるリコピンはカロテンの一種で、β-カロテンの2倍ほどの抗酸化作用があるといわれます。豊富に含まれるクエン酸やリンゴ酸は疲労回復に、カリウムは余分な塩分の排出に効果があります。ナス同様に水分が多く、カラダを冷やす働きもある夏野菜です。

ニガウリ

　熱帯地方の原産で、和名では「ツルレイシ」とも呼びます。旬は夏。ウリ科の一年草ですが、夏の日よけにも使われるほど旺盛な成長力をもつ植物です。沖縄地方での呼び名である「ゴーヤ」は「苦い瓜」を意味していて、その名の通り独特の強い苦味が特徴です。ウリ科の仲間であるキュウリと比べても、ビタミンCの量は5倍以上と豊富なのが特徴で、ニガウリのビタミンCは加熱にも強いといわれているため、炒めものなどの具材に最適です。苦味成分には血糖値を下げる効果があるといわれており、生活習慣病の予防にもよい野菜です。

スイカ

夏を代表する果菜。水分や、ビタミン、ミネラルが豊富で利尿作用があり、身体を冷やしてくれる食材です。皮の白い部分にも栄養素は豊富。血流の改善やメタボリック症候群対策、便通の改善などに効果があるといわれています。お腹を冷やすので食べ過ぎに注意しましょう。

エダマメ

大豆が未熟なうちに枝ごと収穫します。品種によって旬の時期には幅がありますが、最盛期は6月から8月ごろ。ただし、仲秋の季語になっているように丹波黒などの品種では10月ごろが旬となります。「畑の肉」とも言われる大豆の成長過程だけあって栄養素が豊富な野菜です。特に、たんぱく質やビタミンEの豊富さは野菜のなかでも特徴的。また、成熟して乾燥させた大豆にはあまり含まれていないビタミンA（β-カロテン）やビタミンCを多く含んでいます。糖質やアルコールの代謝をたすけるビタミンB1やB2もしっかりと含んでいます。また、コレステロール値を下げるサポニンや、女性ホルモンに似たはたらきをもつイソフラボン、美肌にも役立つレシチンなどの成分も含んでいます。

オクラ

ハウス栽培や南国からの輸入ものがあるので一年を通じて出回っています。国産の露地栽培ものが美味しい旬は6月から9月にかけての真夏の時期。カリウムやカルシウムなどのミネラル、β-カロテンやビタミンK、ビタミンCなどをバランスよく含んでいます。特有の粘り気は、ムチン、ペクチンなどの豊富に含まれるフィトケミカルによって生じます。こうした成分には胃の粘膜を守ったり整腸などの作用があり、夏バテ予防にも有効とされています。

カボチャ

さまざまな品種がありますが、大きく分けて黒皮カボチャ、菊座カボチャなどの日本カボチャと、栗カボチャなどの西洋カボチャがあります。国産の露地物が多く出回るのは初夏からで、9月や10月ごろは収穫量も多い北海道産のカボチャがおいしくなります。また、収穫後数ヶ月熟成させたほうが甘味が増しておいしくなるため、夏に収穫したものが食べ頃になる秋が旬ともいわれます。日本では古くから「冬至にカボチャを食べると風邪をひかない」などといわれています。β-カロテンなどのビタミン類が豊富で、抗酸化作用が高いビタミンEやビタミンC、ミネラルなどもバランスよく含んでいます。タネに多く含まれるリノール酸にはコレステロール値を下げる効果があるとされています。タネも栄養素が豊富なので捨ててしまわず、炒るなどしておやつのようにいただくのもおすすめです。

キュウリ

　全国各地で多く栽培され、さまざまな品種があります。ハウス栽培が普及しているので季節感が失われつつありますが、本来は代表的な夏野菜です。表面につく白い粉は「ブルーム」と呼ばれ、キュウリ自身が表面を保護するために出すものです。現在は品種改良で生まれたブルームレスのキュウリが主流ですが、ブルームのあるキュウリのほうが、皮が柔らかくておいしいともいわれます。

　95％が水分で、夏野菜の特徴でもあるカラダを冷やす野菜です。カリウムが多く含まれ、血圧を抑える効果があるといわれています。また、青臭さを感じるピラジンという成分には血をさらさらにする効果があります。ぬか（ぬかみそ）漬けにすると、ビタミンB1が補強されます。またキュウリが含有しているアスコルビナーゼというビタミンCを壊す酵素の働きを抑えるには、酢の物などにするのがよいとされています。

サヤインゲン

　インゲン豆の未熟な若サヤ。栽培されている品種の数が多いのが特徴で、ツルがあるものとないもの、丸サヤ系と平サヤ系に大別できます。日本には江戸時代、隠元禅師によって伝えられたことから「インゲン」の名が付いたとされています。さまざまな産地のいろんな品種が一年を通じて出回りますが、本来の旬は6月から9月ごろの夏。豆類系の野菜のなかでも、とくにβ-カロテンが豊富です。また、そのほかのミネラルやビタミン類もバランスよく含んでいます。炒めもので脂質を加えたり、ゴマや豆腐

などと和えることで、さらに栄養バランスの整った副菜として活用できます。

シシトウガラシ

　ピーマンやナスと同じナス科の野菜で、トウガラシの甘味種です。実の先端が獅子頭に似ていることからこの名が付いたとされています。甘味種とはいえ、時折とても辛いものがあります。露地ものの旬は7月から9月の暑い時期。β-カロテンやビタミンCに富み、ビタミンB群やミネラルもバランスよく含んでいます。トウガラシにも含まれているフィトケミカルのカプサイシンには、新陳代謝を促進したり、脂肪の代謝を促す美容効果があるといわれています。

ショウガ

　ショウガ科の多年草で、根茎の部分を薬味などとしていただくことが多い野菜です。日本では『古事記』にも登場する伝統ある食材で、古くは「はじかみ」と呼ばれていました。現在のハジカミは、芽ショウガを指します。ショウガは保存しやすい作物であり、ハウス栽培も盛んなことから通年出回りますが、6月から9月ごろの「新ショウガ」の時期が旬といえます。ミネラルやビタミン類については、それほど多く含んでいませんが、独特の香り成分などが多く、古くから生薬として活用されてきました。辛味成分であるショウガオールには殺菌作用があり、新陳代謝を促します。また、香り成分であるシネオールには、疲労回復や夏バテ予防の効果があるといわれています。

スイートコーン

トウモロコシのなかでも、特に甘味のある品種をやや未熟な状態で収穫します。さまざまな産地で多くの品種が栽培されていますが、露地ものの旬は7月から8月の真夏の時期。ヒゲが多く、実や外皮に張りがある新鮮なものを選びましょう。収穫後も常温下では実が呼吸して糖分を消費してしまうので、新鮮なものほど甘味が強く美味しいとされています。

トウモロコシは本来穀物に分類され、糖質（炭水化物）が多く、エネルギー量が多いのが特徴です。また、ミネラル分や、必須脂肪酸のひとつであるリノール酸などの脂質、食物繊維などもバランスよく含んでいます。栄養成分は胚芽の部分に多く含まれているので、包丁で実をそぎ落としてしまうのはおすすめできません。

ナス

日本でも平安時代から親しまれてきたとされる野菜で全国各地に固有種があり、バリエーション豊かな夏野菜です。露地物は初夏から秋にかけて旬を迎えます。水分が多く、カラダを冷やす効果が強いのが特徴です。ナスニン（皮に含まれる色素）やフラボノイドなどのフィトケミカルには、動脈硬化やガンを予防する効果があるといわれています。皮に含まれるアントシアニンには抗酸化作用があるので、皮ごと漬け物にしたり、また、油との相性がよいので、炒めものや揚げ物などにしていただくのもおすすめです。

ニンニク

薬味としての需要が多いことから乾燥したものが多く流通しているので、旬のある野菜という認識は低いかも知れませんが、5月から7月ごろにかけて収穫される新ニンニクの季節が旬といえます。乾燥させていない生のニンニクは日持ちがしないため一般的にはそれほど多く流通していないだけに、旬の時期ならではの味といえます。とくに国産の約8割を占める青森県産ニンニクの品質は世界一との評判もあるほどです。ミネラルやビタミンをバランスよく含んでおり、糖質（炭水化物）も豊富です。匂いの元でもあるアリシン（アリイン）には殺菌作用があり、ビタミンB1とともに疲労回復などの効果があるといわれています。

ピーマン

唐辛子から品種改良された7月から8月ごろが旬の夏野菜です。ハウス栽培などもさかんで、大型でカラフルな「パプリカ」など、さまざまな品種が年間を通して出回っています。特有の青臭い匂いは加熱すると和らぎます。油を使った炒めものにするとβ-カロテンの吸収を高めることもできるのでおすすめです。代表的な緑黄色野菜で、β-カロテンやビタミンCが豊富です。一般的な緑のピーマンも栄養素は豊富ですが、赤ピーマンはやや甘味があり、β-カロテンなどもさらに多く含んでいます。また、赤色の色素であるカプサンチンは高い抗酸化力がある成分です。

ラッキョウ

　原産地は中国とされるユリ科の多年草で、和名では「オオニラ」や「サトニラ」とも呼ばれています。「エシャロット」は若いラッキョウのりん茎です。旬は6月から8月ごろ。甘酢漬けにしていただくのが一般的ですが、旬の新鮮なものは炒めものやサラダ、和えものなどに活用するのもおすすめです。少ないながらもビタミンやミネラルをバランスよく含み、ネギの仲間の特徴でもあるフィトケミカルの硫化アリルを含んでいます。硫化アリルはビタミンB1の吸収を助けるはたらきがあり、疲労回復や夏バテの予防などに効果的といわれています。

【秋の代表的食材】

ニンジン

　世界的にポピュラーな野菜で、品種もたくさんありますが、日本で市場に多く出回っているのは「五寸ニンジン」と呼ばれる西洋系の品種や、東洋系の「金時ニンジン」と呼ばれる品種（細長いのが特徴）です。産地の気候や栽培期によって春夏に収穫期を迎えるものと、秋冬に収穫されるものが多く出回りますが、主な旬は秋といえます。野菜のなかでも特にβ-カロテンが豊富です。鮮やかな朱色はカロテンとリコピンによるものです。また、アスコルビナーゼというニンジンが含む酵素にはビタミンCを壊す働きがありますが、それほど神経質になる必要はありません。この酵素は酸に弱いので、酢やレモン汁と一緒に調理するのがおすすめです。

レンコン

　名前の通り沼地に育つ蓮の根で、秋から冬にかけてが旬の時期です。日本の伝統的な食材のひとつで正月料理にも活用されます。中国原産のものと日本の在来種があり、シャキシャキして粘り気が少ないのが中国種の特徴です。西日本では中国種、東日本では在来種が多いといわれています。ビタミンCやカリウムのほか、ペクチンなどの食物繊維が豊富です。粘り成分のムチンは、胃の粘膜の保護などのほか、細胞を活性化するはたらきがあるとされています。また、タンニンはポリフェノールの一種で、抗酸化作用が注目されています。

サツマイモ（カンショ）

秋は実りの季節といわれますが、野菜の場合特に秋（9月～11月を秋と区分しています）が旬といえるものは多くありません。サツマイモは貯蔵が容易なために年中出回っていますが、9月から11月が収穫の最盛期で旬といえます。また貯蔵して乾燥させたものは、甘味が増して美味しいといわれ、冬もサツマイモが美味しい季節です。

糖質やミネラルのほか、いも類のなかでもビタミンA（β-カロテン）やビタミンCが豊富です。ただし、β-カロテンは熱に弱い性質があり、長時間加熱する焼き芋などではかなり量が減ってしまいます。皮の部分にはとくに栄養素が豊富なので、皮ごと食べるのがおすすめです。

サトイモ

東南アジア周辺の原産で、日本でも稲作以前から栽培されていたとされている伝統的な食材です。子孫繁栄の縁起物としておせち料理にも使われる「ヤツガシラ」など、さまざまな品種が栽培されています。品種によって若干の差はありますが、収穫期のピークは8月から10月ごろ。いも類のなかでもミネラルが豊富です。独特の粘り気をもたらす成分は、ガラクタンなどの食物繊維や、ムチン、マンナンなどの多糖体で、ガラクタンには脳を活性化させるはたらきがあるとされています。また、比較的低カロリーなので、体重コントロールへの配慮にも適した食材といえます。

ジャガイモ（バレイショ）

「男爵」や「メークイン」をはじめさまざまな品種があります。産地によって収穫期には差があり、保存しやすい食材でもあるため一年を通じて出回っていますが、国内産の7割を生産する北海道で収穫がピークとなるのは8月から11月。旬は秋といえるでしょう。初夏に多く出回る「新じゃが」は完熟するより早めに収穫したもので、皮が薄く水分が豊富な特徴があります。でんぷんのほか、ビタミンCやビタミンB2、カリウムなどが豊富です。でんぷんがビタミンCを守るので、加熱しても損なわれにくい特徴があります。切らずに皮ごと加熱するのがおすすめです。

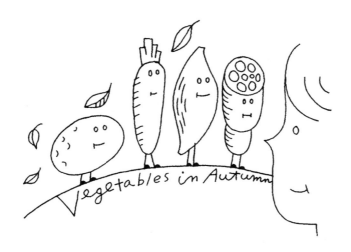

【冬の代表的食材】

ハクサイ

　日本に入ってきたのは明治時代以降といわれる比較的新しい野菜ですが、鍋物などに欠かせない代表的な冬野菜として日本人の生活に定着しています。北海道や標高の高い寒冷地で夏に収穫されるものもありますが、本来は冬が旬の野菜です。

　カリウムやビタミンC、食物繊維が豊富です。漬け物にするとビタミンCやミネラルをより効果的に摂取できるばかりでなく、乳酸菌などが腸のはたらきを助けてくれます。ただし、漬け物は食塩をたくさん使いますから、偏って食べ過ぎないように注意しましょう。

ダイコン

　和名では「スズシロ」とも呼ばれ、春の七草のひとつです。作付面積は野菜の中でもトップクラスで、桜島ダイコン、三浦ダイコンなど地域固有の品種も数多く受け継がれています。ほぼ一年を通じてさまざまな産地のダイコンが出回りますが、一般に多く出回っているのは青首ダイコンで、寒い時期に収穫されるものが美味とされています。葉の部分にはβ-カロテンやビタミンC、ミネラルなどが豊富です。実に多く含まれるジアスターゼやアリル化合物は胃腸のはたらきを助けます。辛味成分には解毒作用があるとされています。

ネギ

古くから薬効が知られている野菜です。全国各地でさまざまな品種が栽培されていますが、西日本では緑の葉ネギが好まれ、東日本では成長とともに畑の土を盛り上げて栽培した白ネギ（根深ネギや下仁田ネギなど）が好まれる傾向があります。産地や品種のバリエーションで、ほぼ一年を通して出回りますが、本来の旬は11月から2月ごろの冬。

香りや刺激のもととなる成分である硫化アリル（アリシン）は、殺菌効果などが注目されているフィトケミカル。白い部分に多く含まれ、発汗促進や解熱効果があります。緑の葉の部分はβ-カロテンやビタミンC、カルシウムなどが豊富です。

小松菜

和名で「冬菜」とも呼ばれます。現在の東京都江戸川区小松川付近で江戸時代に栽培され始めたのが名前の由来とされています。同じ仲間の野菜としては京菜、野沢菜など、各地に地域特有の品種が豊富です。ハウス栽培のものも多くほぼ一年中出回っていますが、12月から2月ごろにかけてが旬。β-カロテン、ビタミンC、カリウム、鉄分、カルシウムなどをバランスよく豊富に含んでいます。特にカルシウムの含有量はホウレンソウの約3倍と豊富です。

カブ

日本では古くから親しまれ、京都の聖護院カブなど地域に根ざ

した数多くの品種が栽培されています。和名では「スズナ」と呼ばれ、春の七草のひとつでもありますが、10月の終わりから3月ごろにかけての秋から冬が旬の野菜です。また、春になって出回る春カブや、夏から秋にかけて収穫される品種もあるので、食材としてはほぼ一年を通して目にする野菜です。

　葉の部分と実の部分では含まれている栄養素の傾向も異なります。葉の部分は緑黄色野菜に近く、ミネラルや、ビタミンA（β-カロテン）、ビタミンCなどのビタミン類を豊富に含んでいます。実の部分は葉に比べて栄養素の量は少ないですが、カリウムや葉酸、ビタミンCは比較的豊富です。また、ダイコンなどと同様に、でんぷんの消化酵素であるアミラーゼを含んでいて、胃や腸のはたらきを助けるとされています。

カリフラワー

　キャベツやブロッコリーの仲間で、食用にするのは花のつぼみの部分です。涼しい気候でよく育つため、10月から3月にかけての秋から冬に旬を迎えます。新鮮なものは白い色が鮮やかです。びっしりと詰まった重みのあるものを選びましょう。また、最近は白だけでなく、オレンジや緑、紫といったカラフルな品種も登場しています。淡色野菜のなかではビタミンCが豊富です。ビタミンCを壊してしまう酵素も含んでいますが、この酵素は熱に弱いので、下茹でなど加熱していただくのがおすすめです。実がしっかりしているカリフラワーは、加熱してもビタミンCの減少量が比較的少ない特徴があります。

ゴボウ

野菜の中では輸入も多く一年を通じて出回っていますが、国内で栽培されている主な品種の旬は11月から2月ごろの秋から冬。初夏を中心に出回る新ゴボウや、茎の部分をいただく葉ゴボウもあります。乾燥に弱い野菜なので、できるだけ泥付きで売られているものを選ぶのがおすすめです。実に隙間ができる「す」が入りやすいので、持ったときにしっかりとした重みを感じるものを選びましょう。腸をキレイにしてくれる食物繊維は野菜の中でもトップクラスの含有量です。不溶性食物繊維のリグニンには肥満予防や美肌効果もあるといわれています。また、カリウムやカルシウムなどのミネラルをバランスよく含んでいます。香りやうま味の成分は皮のすぐ下に多いので、よく洗って、皮はむかずにいただきましょう。

シュンギク

葉の形や花が菊に似ていることから漢字では「春菊」と書きますが、11月から3月の冬が旬。関西などでは「キクナ」とも呼ばれます。$β$-カロテンやビタミンCが豊富で、特に$β$-カロテンの含有量は野菜のなかでもトップクラスです。独特の香りをもたらす成分は、胃腸の調子を整えるはたらきがあるとされています。

チンゲンサイ

コマツナなどと同じアブラナ科の中国野菜です。日本で栽培されるようになったのは1970年代以降といわれますが、現在では首都圏を中心に栽培されて家庭料理にもよく使われる食材になりました。緑黄色野菜で、β-カロテンやビタミンCが豊富です。そのほかのミネラルやビタミン、食物繊維もバランスよく含んでいます。

ブロッコリー

地中海地方原産とされる、キャベツやカリフラワーと同じ仲間の野菜です。輸入ものもあり一年を通じて出回っていますが、国内で露地栽培の旬は11月から3月ごろ。緑色が鮮やかで、つぼみが詰まってこんもりとしたものを選びましょう。

ビタミンCが特に豊富で、その栄養価の高さから、最近では兄弟野菜ともいえるカリフラワーよりも人気が高い野菜です。そのほかのミネラルやビタミン、食物繊維もバランスよく含んでいます。

ホウレンソウ

　代表的な緑黄色野菜で、冬の寒さで甘さが増して一段と美味しくなるといわれています。葉が薄めでギザギザの多い東洋種と、葉が厚めで切れ込みの少ない西洋種がありますが、現在の日本で栽培されているものの主流は、東洋種と西洋種の長所をいかして品種改良されたものです。カリウムやカルシウム、鉄分などのミネラル。また、β-カロテンやビタミンCなどを高いレベルでバランスよく含んでいる栄養価の高い野菜です。旬の時期の野菜は、ハウス栽培などに比べて栄養素の含有量も多くなります。ただし、腎臓などの結石の原因になるといわれるシュウ酸（アクの成分でもあります）を多く含んでいる特徴があります。シュウ酸は水溶性なので茹でるなどの方法で取り除くことができるので、生で食べるよりも茹でたほうがよいでしょう。最近は品種改良でシュウ酸を減らした品種も栽培されるようになっています。

ミズナ

　代表的な京野菜のひとつで、関東では「キョウナ」とも呼ばれます。通年で出回りますが、旬は冬。耐寒性に富み、霜に当たると甘味が増してさらに美味しくなるといわれています。葉に弾力とみずみずしさがあり、白い茎と葉の緑のコントラストがはっきりしたものを選びましょう。さまざまなミネラルやβ-カロテン、ビタミンC、ビタミンB群、食物繊維などをバランスよく含んでいます。ビタミンCは茹でると失われやすいので、シャキシャキとした食感を味わうためにも、あまり火を通しすぎないのが

より美味しくいただくポイントです。

ヤマノイモ

　ヤマノイモ類は、ヤマノイモ、ジネンジョ（自然薯）、ダイジョ（大薯）に大別されます。また、ヤマノイモにも、ナガイモ、イチョウイモ、ヤマトイモなどの種類があります。日本は野生のヤマノイモ属分布の北限といわれ、ヤマトイモやジネンジョは日本が原産地で、ナガイモは中国が原産地とされています。

　品種がさまざまで、貯蔵もできる食材なので一年を通じて出回りますが、収穫の最盛期は10月から3月ごろの寒い時期で、本来は冬が旬といえます。ヤマノイモ類はいも類のなかでも、たんぱく質を比較的豊富に含んでいます。粘り成分であるムチンは胃の粘膜を保護して消化・吸収を助け、胃潰瘍などの予防に役立ちます。また、でんぷん分解酵素のアミラーゼやジアスターゼなどを豊富に含んでいるのが特徴です。通常、でんぷんを加熱せずに食べると消化が悪く下痢をしてしまいやすいのですが、ヤマノイモはでんぷん消化酵素を多く含むため生で食べられます。麦とろごはんなどはおいしいですが、あまり噛まずに食べてしまいやすいことや、味付けを濃くして食べ過ぎてしまうため食塩の過剰摂取になることがあるので注意しましょう。

春の七草

旧暦の1月7日に、セリ、ナズナ、ゴギョウ、ハコベ（ハコベラ）、ホトケノザ、スズナ（カブ）、スズシロ（ダイコン）を入れた七草粥を食べる風習が『春の七草』の由来です。春とはいっても旧暦正月のことであり、伝統的な冬の風物詩ともいえます。ナズナやゴギョウなどは野草で、現代の生活の中で食べるのは難しい部分もあります。寒い時期、野菜としてさらに進化しつつ受け継がれているカブやダイコンを活用するのは、まさに日本ならではの食の知恵といえるでしょう。

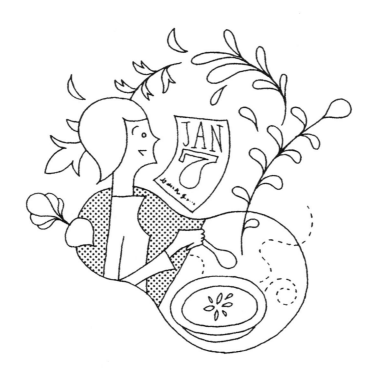

3 さまざまな食材

【玄米と雑穀】

玄米を主食にする

　食養学、そして食学では、主食として玄米を中心にすることを推奨しています。現在の日本では精米された白米が普通になっていますが、果皮や胚芽（糠になる部分）が残った玄米などの「全粒穀物」には、栄養的に優れた特徴があるといわれています。

　玄米とは、籾殻だけを取り除いた状態の米で、果皮や種皮、糊粉層などの「糠」の部分や胚芽などがそのまま残っています。見た目はやや茶色っぽく、食物繊維が多いのが特徴です。

　玄米は、水分や温度などの条件を整えてあげれば、ちゃんと新しい芽を出す力をもっています。胚芽などを取り除いてしまった白米からは、芽が出ることはありません。見た目にはそれほど大きな差は感じない玄米と白米ですが、栄養素などの面で大きな違いがあるのです。

特徴の比較

玄米（水に浸すと発芽する力をもっている）

ビタミンB類やミネラル、食物繊維が豊富。

新しい芽を出す生命力を持つ。

歯応えがあり、よく噛んで食べる習慣を自然に身につけられる。

白米（水に浸しても発芽しないで腐ってしまう）

白くて見た目が美しい。

玄米に比べて炊きやすい。

柔らかくて食べやすい。

マクガバン・レポート

　1977年、アメリカで「アメリカ合衆国上院栄養問題特別調査委員会報告書」が発表されました。委員長はアメリカ上院議員のジョージ・マクガバン。この報告書は「マクガバン・レポート」と呼ばれ、世界中に大きな衝撃を与えました。

　3000人以上の専門家が、およそ7年間にわたって綿密な調査研究を行ってまとめた5000ページにもわたる膨大なレポートは、生活習慣病の大きな原因は食生活にあり、穀物や野菜を中心にした食生活に改めるべきだと提言しました。それはまさに食養学や食学の理念に通じるものであり、レポートの中では「元禄時代以前（玄米などの全粒穀物が主食の中心だった）の伝統的な日本の食事こそが理想」とまで言及しています。マクガバン・レポ

ートの衝撃をきっかけに、アメリカ、ヨーロッパなどでは日本食が見直されていったのです。

精米とは

　玄米から糠や胚芽を取り除き精白する作業が精米です。通常の精米では、玄米の周囲を約10％削り取ってしまうため粒の大きさが玄米よりも小さくなってしまいます。

　そもそも、一般の米穀店では玄米を仕入れたうえで必要に応じて精米して消費者に販売しています。玄米か、白米か、というだけでなく、精米の度合いを調整してそれぞれの長所をいかす精米方法もあります。質の良い玄米を安定して入手するためには、自宅に近い信頼できる米穀店で相談してみるのがよいでしょう。

分搗（ぶづ）き米を活用する

　玄米には食べづらいイメージがありますが、上手に炊けば白米同様においしくいただくことができます。それでも抵抗がある場合は、精米の度合いを調節した分搗き米を活用するのもいいでしょう。

三分搗（づ）き米

　玄米の糠を三分（約30％）ほど取り除いた状態で、色はまだ茶色が目立ちます。玄米ならではの栄養素や食物繊維はまだたっぷりと残っています。消化しやすくするためにもよく噛んで食べましょう。

五分搗き米

　糠を半分（約50％）ほど取り除いた状態で、見た目はかなり白くなってきます。胚芽（はいが）はしっかり残っていて食物繊維も白米に比べて多いのが特徴です。

七分搗き米

　見た目も食味も白米とあまり変わりませんが、噛めば噛むほど玄米ならではのおいしさが広がります。玄米ごはんに抵抗の強い子どもなどがいる家庭にオススメです。

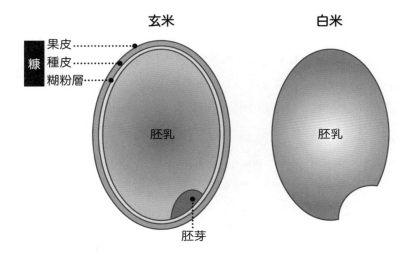

玄米と白米の栄養比較

　なぜ玄米（全粒穀物）がよいかを理解するため、具体的に玄米と白米の栄養素の違いを比較してみましょう。次ページのグラフは、玄米の栄養素量(可食部100g中に含まれる量)を100として、白米の栄養素量を重ね合わせたものです。

　玄米と白米では、含まれる栄養素量に大きな差があることが一目瞭然です。一方で、玄米はリンを多く含んでいます（玄米で290mgに対して白米は95mg（日本食品標準成分表2015年版（七訂）より抜粋）※穀物は全体的にリンが多い傾向があります）。カルシウムとリンはバランス良く摂取するのがよいとされていま

すので、他の食材でカルシウムを補う必要があります。さらに、玄米には体内の毒素などを排出するために有効な食物繊維などの成分が多いことも知られています。デトックス効果が期待できる反面で、カルシウム不足などの原因となってしまうこともあるので、玄米だけに頼るのではなく、あくまでもバランスの良い食生活を心がけることが大切です。

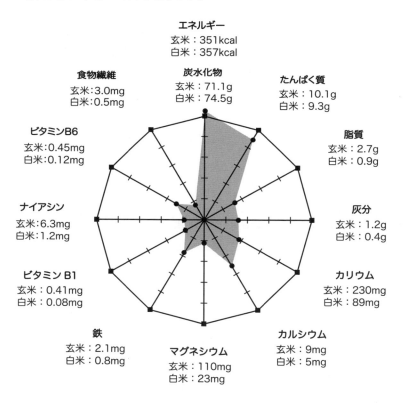

米の種類

米にもいろいろな種類があります。もちろん、玄米にも白米と同じだけの種類があることになります。世界には1000種類以上の米があるといわれています。代表的な米の種類を整理しておきましょう。

種による分類

ジャポニカ米（短粒種）

日本で一般的に食べられている米で、日本で栽培されているのはほとんどがジャポニカ米です。世界で生産されている米の約2割がジャポニカ米ともいわれています。炊くと粘り気が出ておいしく食べられる特徴があります。

インディカ米（長粒種）

インド型とも呼ばれ、世界で栽培される米の約8割がインディカ米といわれています。粒が細長く、炊くと香りが出て、粘りのない、すこしパサパサした食感になるのが特徴。ピラフやパエリヤなどの料理に適した米です。

ジャパニカ米（中粒種）

ジャワ型と呼ばれ、ジャワ島、インドネシアなどの東南アジア、イタリアやスペインなどで栽培されています。ジャポニカ米とインディカ米の中間的な性質をもっています。

栽培条件による分類

水稲(すいとう)

　水を引き込んだ水田で栽培される米。苗を育ててから田植えをするのが一般な方法です。日本ではほとんどがこのスタイルで栽培されています。

陸稲(りくとう)

　麦のように普通の畑で栽培される米。「おかぼ」や「野稲(のいね)」とも呼ばれます。水稲に比べて収穫量や食味は劣りますが、水利に恵まれない地域でも栽培が容易なこともあり、食糧難の救世主として注目されている品種もあります。

デンプンの質による分類

うるち米

　一般的に食べられているのは「うるち米」です。デンプンの成分によってもち米と区別されます。うるち米は20％前後のアミロース、80％前後のアミロペクチン（粘り成分）を含んでいます。

もち米

　餅や赤飯などを作るときは「もち米」を使います。デンプンにアミロースが全く含まれていないため、うるち米と比べて粘り気が強いのが特徴です。白玉粉や道明寺粉などの原料、酒や酢の原料としても使われます。

古代米

現在多く栽培される稲の原種である野生種の特徴を残しています。品種改良された米に比べ生命力が強く苛酷な環境で育ちますが、収穫量などは劣ります。赤米、黒米はポリフェノールが豊富に含まれています。

赤米

日本の米のルーツといわれ、邪馬台国の献上米だったとも伝えられています。赤米の糠の部分にはポリフェノール（抗酸化物質）の一種である赤色系色素（タンニン）が含まれていて、たんぱく質、ビタミンやミネラルが豊富です。白米と混ぜて炊くと薄紅色に染まります。

黒米

中国歴代の皇帝献上米として大切にされてきた米で、日本ではおはぎのルーツといわれています。糠の部分にポリフェノールの一種である黒色系色素（アントシアニン）が含まれ、ビタミン、鉄分、カルシウム、マグネシウム、亜鉛などの栄養素が豊富に含まれています。薬膳料理に用いられ「薬米」とも呼ばれます。黒といっても、実際には濃い紫色。炊くと赤飯のように鮮やかな色になります。

> 緑米

縄文時代に中国から伝わったと言われている古代米です。緑黄色野菜などにも多く含まれるクロロフィルという色素を含んでおり、貧血の予防や精神の安定などに効果があるといわれています。デンプン質の分類としては「もち米」ですが、一般のもち米よりも粘りが強くて、甘みがあるお米です。生産量が少ないために「幻の米」などと呼ばれることもあります。

日本の米の品種

日本の米にはおよそ500品種があり、実際に栽培されているのは100品種ほどといわれています。なかでも「コシヒカリ」は多く栽培されています。

コシヒカリ

食味がよく、適度な粘りがあって人気の品種。日本国内では1979（昭和54）年から作付面積第1位を誇っています。

ひとめぼれ

1981年にコシヒカリを改良して誕生した品種。冷めてもおいしい米として高く評価されています。

ヒノヒカリ

宮崎県で誕生した品種。コシヒカリよりやや小粒だが食味はよい特徴があります。

あきたこまち

秋田県独自の品種として開発された品種。ササニシキのような光沢があり、食味もよい米といえます。

はえぬき

ササニシキの後継品種を目指して山形県で開発されて1993年に登録された品種。食味には定評があるものの、山形県以外ではほとんど栽培されていないため、まだ知名度はそれほど高くありません。

キヌヒカリ

近畿地方などで広く栽培されている品種。さっぱりした食味が特徴です。

きらら397

「北海道の米は美味しくない」というイメージを打破するべく開発された北海道生まれの比較的新しい品種です。1990年に品種登録されています。食味がよく、粒が大きくて炊くと膨らむ度合いが高く、丼ものなどに人気です。

ミルキークイーン

農林水産省が中心となって進めた「スーパーライス計画」から誕生した新品種。低アミロース米と呼ばれるように、もち米のような粘りがあって食味がよい米。冷えても硬くなりにくい特長があります。

ササニシキ

コシヒカリに比べて粘り気が少なく、それでいて柔らかいのが特徴。寿司飯などに使われ、かつてはコシヒカリと人気を二分する品種でしたが、冷害への弱さなどの理由で作付け面積を減らしています。

ほかにも「ほしのゆめ」「森のくまさん」「夢ごこち」「まっしぐら」など、ユニークなネーミングのおいしい品種がたくさん生み出されています。玄米を買うときは、ここに挙げた日本で栽培されている品種の「玄米」を選びましょう。品種についての知識も広げ、信頼できる生産者がつくったおいしい米をいただきましょう。

また、安心していただける美味しい米を長く活用していくためには、品種にこだわるだけでなく、信頼できる米穀店や生産者を見つけて、よい関係を構築することも大切です。

玄米だからこそ「有機栽培」が大切

米を選ぶときに、産地や品種は気になりますが、もっと大切なのは「どのように育てられた米か」ということです。大地のエネルギーをいっぱい溜め込んだ玄米は、農薬などの有害な成分を糠などに多く残してしまいやすいという指摘もあります。栄養素が豊富な玄米だからこそ、無農薬、有機栽培で安全につくられた米を選ぶべきなのです。

有機栽培、オーガニックといっても、農林水産省が定めた基準によって、市場にはさまざまな「付加価値米」が出回っています。主な種類を知っておきましょう。

栽培方法による付加価値米栽

有機栽培米

　農林水産省が定める有機 JAS の基準を満たして有機栽培されている米。有機 JAS 認定を受けた商品には、有機 JAS マークがつけられています。

特別栽培米

　有機栽培の基準には満たないものの、農薬や化学肥料の使用を農林水産省のガイドラインが定める一定の量以下に抑えて栽培された米。

無農薬栽培米

　農薬を使わずに栽培した米。農薬を使っていなければ、肥料は何を使っていても「無農薬」ということになります。農林水産省のガイドラインでは、有機栽培と無農薬栽培の区別がつきづらいことから「有機栽培」あるいは「無農薬有機栽培」などにするよう定められています。一方で、有機 JAS 認定を受けず、無農薬で栽培した米を自主的に無農薬栽培米などとして販売しているケースもあります。

減農薬・減化学肥料栽培米

　農薬や化学肥料の使用を一定以下に抑えて栽培された米。減農薬であれば肥料、減化学肥料であれば農薬は何をどのくらい使っているかは関係ありません。農林水産省の定めでは、いずれの場

合も一定の基準を満たせば「特別栽培米」と表示することが認められています。

そのほかの付加価値米

発芽玄米

玄米を少しだけ発芽させた状態の米。発芽時の酵素の働きで栄養成分が増強されます。また、糠が柔らかくなり、独特の甘さがあり、炊きやすく、食べやすく、消化しやすい玄米として人気があります。市販の玄米を家庭で発芽させる方法もありますが、加熱処理されている玄米の場合は発芽しないことがあるので、米穀店などで確認して購入しましょう。

胚芽精米

ビタミンB群などの栄養素が豊富な胚芽を残す特別な方法で精米した米。分搗き米では糠も残りますが、胚芽精米では糠はほとんど取り去られるので、白米と同じように炊いて味わうことができます。

栄養強化米

白米に栄養成分を添加して、ビタミン、鉄分などを増やした米。無添加を旨とするマクロビオティックの理念からは外れているといえるでしょう。

無洗米

あらかじめ糠を取り去った状態で販売される白米。家庭で米の

研ぎ汁が出ないことから、節水や排水の環境負荷を低減するともいわれていますが、一物全体の理念からは外れているので、あまりおすすめできません。

【そのほかの穀物】

雑穀で主食のバリエーションを広げましょう。

米以外の穀物を総称して「雑穀」と呼びます。マクロビオティックでは玄米を主食としてすすめていますが、雑穀を玄米に加えたり、玄米以外の雑穀や穀物をもとにした食材をいただくことで、主食のバリエーションを広げることができます。雑穀も玄米同様に栄養豊富な食材なので、上手に活用するよう心がけましょう。古代米として紹介した「赤米」や「黒米」も雑穀に分類されることがあります。また、どんな穀物も未精白の玄穀（全粒穀物）をいただくのが理想的です。

そば

血管を強くして血圧を調整する働きがあるといわれるルチンというポリフェノールを多く含むことが注目されています。良質なたんぱく質やビタミンB類も多く含んでいます。

粟

鉄やカルシウム、マグネシウムなどのミネラルを多く含んでいます。

きび

粟と同じくミネラルが豊富。亜鉛には味覚を正常に保ったり、皮膚のトラブルに効果があるといわれています。「もちきび」と「たかきび」があり、もちきびは黄色、たかきびはやや大粒で薄紅色をしています。

ひえ

全国各地の縄文遺跡などからも、ひえを食べていた痕跡が見つかっています。たんぱく質、脂質、カルシウム、鉄などのミネラルが豊富。骨粗鬆症や冷え症などに効果があるといわれています。

とうもろこし

必須脂肪酸のひとつであるリノール酸を含んでいて食物繊維が豊富です。完熟の種子は雑穀ですが、間引きされたスイートコーン（甘味の強い未熟な実）は野菜に分類されます。

丸麦

大麦を精白したもので、ビタミンやミネラル、食物繊維を豊富に含んでいます。

押し麦

精白した大麦を蒸して加圧して押しつぶし、再び乾燥させたもの。栄養素は丸麦に劣らず豊富で、炊きやすく、食べやすいのが特徴です。玄米と混ぜて炊くのがおすすめです。

はと麦

良質なたんぱく質が豊富で、美肌などの薬効がある食材として活用されてきました。香りに少しクセがあるので、しっかりした味付けの料理や、麦茶にしていただくのがいいでしょう。

小麦

食材の陰陽では、玄米と同じく「中庸」に近い良質な食材です。パンやうどんの原料、天ぷらの衣など活用範囲も広く、主食のバリエーションを広げるのに役立ちます。

国産の小麦で作られた小麦粉のことを「地粉」といいます。

オートミール

エンバク（燕麦）を脱穀して加工した全粒穀物。軽く煮るだけで粥状になるので朝食用のシリアルに用いられることが多い食材です。また、手作りの菓子の材料などとしても使われます。

アマランサス

南米原産のハゲイトウの実。粟のように小粒の実は栄養価が高く、日本の気候条件にも適応性が高いことから、国内でも栽培されるようになってきています。

シリアルも「全粒穀物」を選びたい

　精白しない全粒穀物を日常的に食べることが、心臓病や糖尿病など、生活習慣病の予防や健康に役立つことは、アメリカを中心にさまざまな研究結果が報告されています。玄米はそうした全粒穀物の代表的なものです。

　最近は、朝食においしいシリアル食品にも、全粒穀物を使用した商品がラインアップされています。上手に活用して、食事の幅を広げましょう。牛乳だけでなく、豆乳をかけてもいいですし、ミカンやリンゴのジュースをかけてもおいしくいただけます。料理感覚でいろいろ工夫してみましょう。

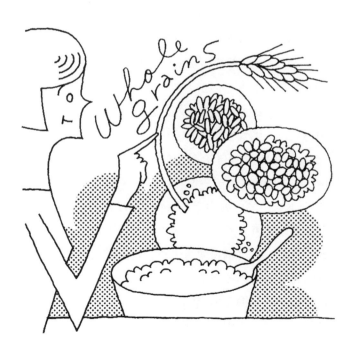

【豆類】

豆類は、穀物や野菜とともに食学の献立にとって大切な食材です。豆の中には野菜として扱われるもの（エダマメやサヤインゲンなど）もありますが、成熟した豆を乾燥させたものは穀物に分類されます。

大豆（だいず）

「畑の肉」とも呼ばれ、良質なたんぱく質を豊富に含んでいます。また、抗酸化作用のあるイソフラボン、血圧低下に働くダイズサポニン、記憶力の向上に働くレシチンなどを含んでいます。煮豆などの料理に使うほか、豆腐や納豆など加工食品、味噌やしょう油などの原料にも使われます。大豆を未熟なうちに収穫したものが「エダマメ」、大豆を暗い場所で発芽させたものが「モヤシ」、大豆を炒って粉にしたものが「きな粉」です。古くから米・麦・粟・稗（ひえ）・豆（大豆）と五穀のひとつに数えられ、日本の生活習慣に根付いた大切な食材です。

一方で、大豆は国内自給率が低いことでも知られています。2015年の農林水産省のデータでは、アメリカを中心とした輸入量は233万トン。国内の生産量は約24万トンで、自給率はわずか7％程度しかありません。輸入大豆の多くは製油用などに使われるため、食品として消費する大豆の自給率はもう少し上がりますが、輸入に頼っている実情には変わりがありません。アメリカ産大豆には遺伝子組換えの問題もあり、日本の「食」の現状を象徴する食材ともいえます。

小豆（あずき）

　原産地はインドといわれますが、英語で「Azuki beans」と呼ぶほど日本の文化に根付いた食材です。大納言、中納言などの品種があり、赤飯やあんこなど和菓子の素材として知られています。栄養素としては、たんぱく質、カリウムやリンなどのミネラルが豊富。苦味成分であるサポニンには抗酸化作用や解毒効果があり、ガンの予防や二日酔いの改善に効果があるといわれています。赤い色の元であるアントシアニン(黒米やナスにも含まれています)は、目によいといわれる抗酸化物質です。皮が破れにくいことから小豆の代用食材としてよく使われる「ササゲ」は別の種類の豆ですが、見た目（ササゲには赤色以外のものもあります）から栄養素まで小豆とよく似ています。

豌豆（えんどう）

　世界中で古くから食べられていた豆で、新芽は「豆苗」、未熟な莢は「サヤエンドウ」、完熟前の柔らかい実は「グリーンピース」や「スナップエンドウ」など、幅広く食材として利用されています。実の色によって「青エンドウ」と「赤エンドウ」があります。

空豆（そらまめ）

　国産のソラマメは未熟莢を収穫した野菜としてほとんどが消費されるため、乾燥豆は輸入がほとんどです。中国料理に使われる「豆板醤(とうばんじゃん)」は、ソラマメや大豆などを発酵させてつくります。

隠元豆（いんげんまめ）

　中南米原産といわれています。品種が豊富で、国産の白いんげん豆には、大福豆、手亡（てぼう）などがあります。また豆の色や模様によって、金時豆、虎豆、うずら豆、花豆などがあります。最近、ダイエットによい食材としても注目されていますが、豆類に含まれるレクチンの一種には食中毒のような症状を起こす場合があるので、十分加熱していただくように注意しましょう。

ひよこ豆

　直径1cm前後の小粒な豆で、ひよこに似たカタチをしています。ほとんどが輸入されたものですが、食味がよくたんぱく質やビタミンB類が豊富なことから、日本でも比較的よく使われる食材になってきました。食感が栗に似ていることから「栗豆」と呼ばれることもあります。

レンズ豆

　直径5mm前後で厚さは2～3mmと小さく、凸レンズのようなカタチをしています。起源は古くガラスで作ったレンズの名前はこの豆に由来するともいわれています。小さくて薄いので火が通りやすく、料理する際もあらかじめ水につけたり下茹でをする必要がありません。

【大豆加工食品】

　大豆からはさまざまな加工食品がつくられます。豆のなかでも大豆はとくにたんぱく質や脂質が豊富です。肉や乳製品と比べて、大豆の脂質には不飽和脂肪酸が多く、カルシウムを多く含むなど健康にとってメリットの大きい食材であるのが特徴です。国内自給率が低く、加工食品には輸入大豆が使われることが多いことに配慮して、良質な製品を選んでいただきましょう。

豆乳

　柔らかくした大豆をすり潰して搾ったものが「豆乳」で、搾りかすが「おから」になります。豆腐や湯葉は豆乳をさらに加工してつくられます。市販されている豆乳は、大豆固形分の割合などによっていくつかの種類に分けられています。添加物を使っていない無調整のものを選ぶのがよいでしょう。豆乳は大豆の栄養をそのまま受け継いでおり、たんぱく質やビタミン類、大豆イソフラボンなどを豊富に含んでいます。大豆イソフラボンは過剰摂取の弊害も指摘されていますから、あくまでもバランスよくいただくことが大切です。

[市販の豆乳の分類]
- 豆乳（無調整豆乳）……大豆固形分8％以上
- 調整豆乳……………大豆固形分6％以上
- 豆乳飲料……………果汁入り：大豆固形分2％以上
　　　　　　　　　　　その他：大豆固形分4％以上

豆腐

豆乳に「にがり」を加えてつくられます。箱に入れて固める過程での製法の違いによって「木綿豆腐」や「絹ごし豆腐」、「寄せ豆腐」など、バリエーション豊かな豆腐が市販されています。大豆の栄養を効率よく摂取できる食材で、たんぱく質やカルシウムの含有量は牛乳を上回ります。日本でつくられる豆腐に、国産大豆が使われている割合は20％前後といわれています。やや値段は高い傾向がありますが、できるだけ国産の有機栽培された大豆など良質な素材を使った豆腐を選ぶようにしましょう。

油揚げ（厚揚げ）

木綿豆腐を薄く切って水を切り、油で揚げたもの。味噌汁や炊き込みごはんの具材、いなり寿司などに使われます。良質な菜種油などの植物油で揚げられたものを選びましょう。豆腐に比べて脂質が多くなりますが、良質なたんぱく質などを豊富に含んでいます。

高野豆腐（凍り豆腐）

豆腐の栄養成分が凝縮されて、カルシウムやたんぱく質などの栄養価がとても高い食材です。伝統的な製法では、冬の屋外で夜間に凍った豆腐が昼間溶けることを繰り返して水分を抜き、無数の孔がある高野豆腐ができあがります。ただし、市販されているものには伝統製法でつくられるものはほとんどないのが現状です。戻す時間を短縮するため、袋にアンモニアガスが充填されて

いたり、膨らみをよくする添加物が加えられているものが多いので、戻すときには何度か水を入れ替えるのがよいでしょう。アンモニア臭を抜くには、熱湯で戻すのが効果的です。

納豆

納豆菌で大豆を発酵させた発酵食品です。たんぱく質やミネラル、ビタミン類が豊富なことに加え、血液の流れをよくするといわれる「ナットウキナーゼ」や、悪玉コレステロール値を下げるのに有効なリノール酸などを多く含んでいます。また、ねばねばの中には抗菌作用があるジピコリン酸や、胃壁を保護するムチンなどが含まれます。伝統的な製法でつくられたもので、できれば伝統的な容器（藁や木など）に入ったものを選ぶのが理想的です。

ゆば

豆乳を加熱して表面にできる膜を竹串などで引き上げて利用する食材です。豆腐がにがりで固まるのとは異なり、ゆばが固まるのはたんぱく質が熱によって固まる性質があるためです。そのため、たんぱく質や脂質の含有量が大豆や豆腐に比べても多く、かなりエネルギーの高い食材です。

地方によって漢字の表記が違い、京都などでは「湯葉」、日光では「湯波」と書きます。

おから

豆乳を絞ったあとに残るもの。もともとは絞りかすを意味する「から」が語源とされていますが、験(げん)を担いで「卯の花」や「雪花菜(きらず)」とも呼ばれます。食物繊維やたんぱく質を豊富に含んでいます。

テンペ

大豆をテンペ菌で発酵させたインドネシアなどの伝統的な発酵食品です。最近は、国産大豆を使用して日本国内で生産されているものもあります。やや匂いはありますが、納豆ほどではありません。納豆同様に栄養価は優れており、良質の植物性タンパク質やリノール酸、ビタミンＢ群、食物繊維、レシチン、サポニン、イソフラボンなどが豊富です。スライスして料理に使うのが一般的です。

【種子・ナッツ類】

脂質やたんぱく質、不飽和脂肪酸、ミネラルや食物繊維が豊富です。薬味やつけあわせ、また間食のおやつなどとして使います。エネルギー（カロリー）が高めなので、摂りすぎには気をつけましょう。

胡麻（ごま）

アフリカが原産といわれ、日本国内で流通しているのはほとんどが輸入されたものです。脂質を約52％、たんぱく質と炭水化物を約20％含んでいます。脂質はほとんどがリノール酸、オレイン酸などの不飽和脂肪酸で、セサミンなどの抗酸化成分を含むことからも健康食品として注目されています。

落花生（らっかせい）

マメ科の一年生作物で、南米アンデス地方の原産。別名ピーナッツ。国内でも多く栽培されています。脂質が多く、大豆などと同様に植物性油脂の原料になりますが、国産の落花生はほとんどが食用として消費されます。ビタミンEや、オレイン酸、リノール酸などが豊富で、生活習慣病を予防する効果があるといわれています。

銀杏（ぎんなん）

旬は10月ごろ。茶碗蒸しの具材などとして日本でも広く食べられています。ビタミンAが豊富で、フラボノイドなどの成分を多く含んでいます。ただし中毒症状があることでも知られているので、食べ過ぎに注意しましょう。

栗（くり）

旬は10月ごろ。近年は中国産などの輸入も多いですが、日本原産の日本栗は水分が多く、果肉の黄色が濃くて食味がよいのが特徴です。ミネラルなどを豊富にバランスよく含んでいます。

胡桃（くるみ）

北半球の温帯地方で広く活用されている食材です。日本でも栽培されていますが、自給率は高くありません。脂質が約69％と豊富で、リノール酸やリノレン酸などの不飽和脂肪酸を多く含んでいます。

【そのほかの種子・ナッツ類】

ほかにも、松の実やクコの実、ハスの実、ナツメなどの木の実、また、ひまわりの種やカボチャの種などの種子類、アーモンドやカシューナッツなどのナッツ類がよく料理に使われます。いずれもミネラルや脂質などの栄養素が豊富な特徴があります。

【果物】
果物の定義

　科学的な分類としては、樹木や多年生植物（多年草）になる実が果物です。イチゴ、メロン、スイカなどは、農林水産省の分類でも野菜のカテゴリーに入っています。

　日本で伝統的に食べられてきた果物は、温帯性の果樹になるもので、アケビ、あんず、イチジク、梅、柿、かりん、グミ、さくらんぼ、梨、ブドウ、ミカン、桃、リンゴなどがあります。最近では熱帯性果樹の果物も広く食べられるようになっています。ドリアン、マンゴー、マンゴスチンは熱帯三大果実と呼ばれています。

　果物はそれ自体をデザートのようにいただくほか、料理の素材としてもよく使われます。パパイヤやパイナップルにはたんぱく質を分解する酵素が含まれていて、肉類を柔らかくする効果があります。

果糖の過剰摂取には要注意

　食用の果実のうち、一般的には甘さが強いものを果物と呼ぶように、食味の甘さが果物の大きな特徴です。果物が甘いのは、動物に実を食べさせることで、中に含まれる種子を広範囲に移動させて種を繁栄させるためといわれています。

　果物に多く含まれている糖分は、果糖（フルクトース）と呼ばれる単糖類です。構造がシンプルなので、体内で短時間に吸収されやすい特徴があります。ところが、果糖を過剰に摂取すると肝

臓の代謝機能が追いつかず、健康へのリスクが高まるとも指摘されています。

　ビタミンや食物繊維も含んだ果物から摂取するのであれば、さほど神経質になる必要はないでしょうが、甘味料などとして果糖を使用しているジュースなどの飲料の過剰摂取には十分な注意が必要です。いずれにせよ、果物だけを大量に食べるような食生活は慎んで、食生活全体のバランスを整えるように配慮しましょう。

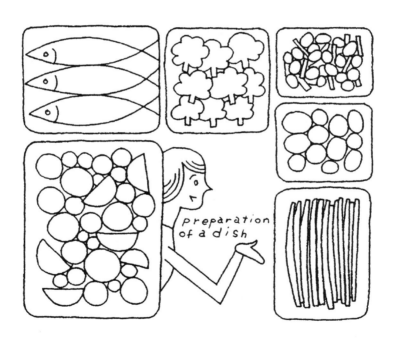

【きのこ類】

きのこ類は全般に低カロリーで独特の食感があり、栄養価はそれほど高くありませんが、ミネラルやビタミン類を効率よく補給できる特徴があります。また、健康食品などにも活用されるβ-グルカンや、ビタミンD、食物繊維などを豊富に含んでいます。

日本にはおよそ600種類のきのこがあり、食用に適したものは10数種類、40種類ほどには毒があるといわれています。自分できのこ狩りを行う際は毒性のあるきのこに対しての知識をもち、十分に注意することが必要です。

シイタケ

生のシイタケは特定野菜にも選定されています。シイタケは日本原産で、干しシイタケなどとしても活用される重要な食材のひとつです。栽培方法の進歩や品種の広がりで一年を通じて出回りますが、本来は春と秋が旬。特に昼夜の寒暖差が大きくなる秋が最盛期といわれます。肉厚で、傘が開きすぎていないものを選びましょう。

カリウムなどのミネラルのほか、日光に当たるとビタミンDに変化するエルゴスタンという成分を比較的多く含んでいます。ビタミンDは野菜や肉など（魚介類には比較的多く含んでいるものもあります）にはほとんど含まれていません。

エノキタケ

ナメタケ、ユキノシタなどとも呼ばれます。現在は人工的に栽培された白く細い形状のものが一般的に出回っています。

マツタケ

日本の秋を代表する食材。人工的な栽培が困難で、高価な食材としても知られています。最近は、朝鮮半島や中国から輸入されたものも多く出回っています。

ホンシメジ

「香りマツタケ味シメジ」といわれるように、たいへん食味のよいきのこです。マツタケ同様に人工的な栽培が困難で、一般に出回っているものはブナシメジやヒラタケなど栽培が容易な別のきのこによる代用が多いことも覚えておきましょう。

マイタケ

食感や香りがよく、炒めものや鍋、天ぷらなどの揚げ物に向いています。

そのほかのきのこ類

ほかにも、ナメコ、キクラゲ、エリンギなど、さまざまなきのこ類が広く流通しています。低カロリーであることをいかして、毎日の献立に上手に活用しましょう。

【海藻類】

ビタミン、ミネラル、食物繊維などをバランスよく含んでいる低カロリーな食材です。毎日少しずつでもいただくよう心がけましょう。食材として流通する際には、乾燥させたものと塩蔵などの方法で生に近い状態のままのものがあります。

昆布

和食で出汁を取るのに使われるほか、多様な料理に活用される大切な食材です。北海道などで生産され、半分以上は天然ものです。真昆布、利尻昆布、羅臼昆布などの種類があり、産地だけではなく形状なども微妙に異なる別の種類の昆布です。江戸時代の北前船貿易によって昆布は京都や沖縄などにも運ばれ、日本の食文化を支える大切な食材になりました。

ひじき

ヨウ素やカルシウム、食物繊維が豊富で、日本では「食べると長生きする」といわれる食材です。一方「発ガン性のある無機ヒ素の含有率が高く食べるのは控えるべき」という海外の報告もありますが、厚生労働省は「毎日4.7g（一週間当たり33g）以上を継続的に摂取しない限り（中略）バランスのよい食生活を心がければ健康上のリスクが高まることはない」としています。

わかめ

　ほとんどが養殖で、海中では昆布と同じような褐色をしていますが、収穫後に茹でて緑色になったものが出荷されます。食用にするのは日本と朝鮮半島だけで、世界的にはあまり食べられていない食材です。原産地も日本ではないかといわれています。食物繊維やミネラルが豊富で、ぬめり成分のフコイダンには抗菌作用があり、コレステロールの低下に役立つといわれています。通常食用にするのは葉の部分ですが、根元の部分も「メカブ」として食材に用いられます。

海苔（のり）

　海苔はそもそも海藻を意味する言葉で、アサクサノリ、スサビノリ、アオサ、アマノリ、アオノリ（岩のり）、カワノリ（川のり）などの総称として使われています。海藻としての「ノリ」の品種は多種多様。全体的にミネラルが豊富で、発育促進に効果的といわれるヨウ素を多く含んでいます。おにぎりや巻き寿司に使う板海苔は、アサクサノリやスサビノリを乾燥させたものが多く、とくに食味に優れたアサクサノリのものは高級品といわれます。

【そのほかの海藻類】

　ほかにも、モズクや天草(てんぐさ)など、さまざまな海藻が日常的な食材として活用されています。海に囲まれた日本では、海藻は風土に根付いた理想的な食材のひとつといえるでしょう。

【肉類】

肉類は良質なタンパク質やミネラルの供給源となります。一方で脂質が多いものが多く、ダイエット時などには注意が必要な食材です。日本で一般的なのは、牛肉、豚肉、鶏肉ですが、同じ種類の肉でも部位によって栄養素の特性は異なっています。

牛肉

色鮮やかでキメが細かく、弾力のあるものを選びましょう。脂身が豊富ないわゆる「霜降り」が高級とされますが、健康と美容に留意するなら肉類からの脂質の過剰摂取には十分な注意が必要です。また、生活習慣病予防の観点からも、近年の日本人の食生活は脂質の摂取が多すぎることが問題になっています。たとえば、同じステーキ用の牛肉でも、サーロインやロースに比べて、ヒレ（フィレ）の部位はカロリーが少ない特徴があります。また、部位として「もも」は「かた」や「ばら」に比べてカロリーが少なめです。

豚肉

色鮮やかでキメが細かく、弾力のあるものを選びましょう。豚肉は牛肉に比べてエネルギー代謝を助けるビタミンB1を豊富に含んでいるのが特徴です。牛肉に比べて比較的カロリーが少なめですが、三枚肉とも呼ばれるばら肉の部位は脂肪が何層にも重なっているので、脂質の過剰摂取になりがちです。十分に注意しましょう。

鶏肉

全体にみずみずしく、皮などにツヤとハリがあるものを選びましょう。肉類のなかでは脂質が少なく、高タンパク低カロリーといえますが、皮などの部分には脂肪が多いので注意しましょう。糖質や脂質の代謝を助け、美肌にもよいナイアシンなどのビタミンB群も比較的豊富に含まれています。

そのほかの肉類

日本国内では、このほかに羊、猪、鴨などの肉がよく利用されています。いずれにしても、食学では肉類を過剰に摂取することは避けるよう推奨しています。献立全体のバランスに留意しながら、適切に活用するよう心がけましょう。

※動物性食材を控える理由

①人間は歯の割合・構造上、動物性食材を中心にいただく動物ではない。
②飽和脂肪酸やコレステロールが多く、老化、生活習慣病の原因になりやすい。
③体内で腐敗し、アンモニアを発生させる。
④アンモニア（有毒）の解毒のため肝臓が働き、本来の代謝活動に支障をきたす。
⑤動物性食材は強い陽性のエネルギーを持ち、カラダに多大な負担をかける。
⑥動物性食材のほとんどは丸ごといただくことができない。
⑦日本人は牛乳の乳糖を分解する酵素が不足している人が多い。
⑧適性な食事バランスから考察すると、食学では、動物性食材の摂取量は一般的な成人女性で1日100g程度としている。

食のおはなし ①

動物性食材がもたらすカラダの影響

　あなたの好きなご飯はなんですか？から揚げ、とんかつ、生姜焼き、焼き肉、ハンバーグ。
　そう答える方がたくさんいる食の現状。コンビニやファーストフード、加工食品でもこういった肉・魚・卵・牛乳・乳製品を多く使用するメニューが増えています。

　動物性食材は良質なたんぱく質の源でもあり大切な栄養源ではありますが、肉類の脂の融点は人間の体温よりも高いため、腸内にたまりやすく、腐敗するとアンモニアという毒素を発生させます。このため肝臓ではアンモニアの解毒を優先させるため、肝臓本来の代謝活動に支障をきたします。

　食べてはいけない食材はありませんが、カラダにもたらす影響を考慮することが大切になります。
　いただく場合は、消化がスムーズに行えるよう、1日100ｇ程度を目安に一緒にたくさんのお野菜をいただきましょう。

【魚介類】

　魚介類は海に囲まれた日本で、古くから大切なタンパク源として親しまれています。栄養素として特筆すべきなのは、とくに青魚に不飽和脂肪酸が豊富なこと。イコサペンタエン酸（IPA、EPA「エイコサペンタエン酸」とも呼ばれます）やドコサヘキサエン酸（DHA）などの不飽和脂肪酸は、中性脂肪を減らし生活習慣病予防などに効果があるといわれています。

　魚介類は食材としてバリエーションが豊富です。貝類はカロリーが比較的低めで、ナトリウムやカルシウムなどのミネラル分がとくに豊富な特徴があります。ほかにも、エビやイカなど、それぞれ良質なタンパク源です。

　選び方のポイントとしては、とくに鮮度が重要です。一尾魚の場合は、目に透明感があり、全体にハリがあってみずみずしいものを選びます。また切り身の場合には身や皮のハリやみずみずしさ、弾力が失われていないものを選びましょう。

　魚介類は肉類に比べて健康にもよい不飽和脂肪酸が多いことから、食学の理念に見合った食生活にとって大切なタンパク源となる食材です。できるだけ丸ごと食べられる大きさの国産で旬のものを選び、穀類や野菜とのバランスを考えながら、毎日の食生活に活用しましょう。

【卵】

　一般的なのは鶏卵です。卵はビタミンCと食物繊維以外のさまざまな栄養素がバランスよく含まれた食材です。価格も比較的手頃に入手できて、料理のバリエーションも豊富なので、良質なタンパク源として活用しやすいといえるでしょう。ただし脂質やエネルギー（カロリー）、コレステロールが多い一面もあるので、健康と美容の観点からは食べ過ぎに注意が必要です。

　最近は飼育技術が進歩して、飼料の工夫によって海藻などのヨード（ヨウ素とも呼ばれます）を加えた「ヨード卵」や、ビタミンEやビタミンDなどを増強した「ビタミン強化卵」といった商品も登場しています。

【牛乳・乳製品など】

　牛乳（乳）や乳製品は、とくにタンパク質や脂質、カルシウムを中心としたミネラルが豊富です。ヨーグルトやチーズ、バターなど、乳製品はさまざまな種類があります。栄養面からも重要な食材ですが、とくにバターなどの乳製品は脂質が多く、高カロリーな食材でもあります。

【調味料など】

　調味料も大切な食材です。野菜や肉などの素材、和食や中華といったジャンルを問わず、さまざまな料理に幅広く使うのが調味料です。最近は化学合成などの方法が発展して安価でバリエーション豊かな調味料が市販されています。もちろん、手間を軽減して美味しい料理を楽しめるのはすばらしいことですが、食学の理念からすると、調味料もできるだけ自然な素材を原料として、伝統的な製法でつくられたものを選ぶのが理想的です。

塩

　人間が生命を維持するために欠かせないものです。海の水を精製してつくられるものと、陸上の岩塩を採掘してつくられるものがあり、岩塩が産出されない日本では、海水からつくる塩が伝統的に使われてきました。

　明治時代以降、日本の塩は法律で専売制がとられていました。大量生産される塩の多くは、メキシコなどで製造された天日塩を再精製したり、イオン交換膜を使うなどの方法で人工的に濃度を高めた海水を原料としています。2002年から本格的に塩の販売が自由化されたことから、各地で伝統的な製法の塩が多く市販されるようになりました。

　食学の理念に則り、伝統的な製法を守るためにも、それぞれの産地でまさに「手塩にかけて」つくられた塩を使うようにしたいものです。「自然塩」や「天然塩」「自然海塩」といった用語は、違いがわかりづらいなどの理由から公正取引委員会により、広告、

商品説明なども含めて禁止されています。

味噌

　古くから日本人の生活に欠かせない調味料で、タンパク源としても大切な食材のひとつです。大豆や麹、塩などを材料として使われます。地方によって多種多様な味噌があるのも、日本人の生活に根付いた食材であることの証といえるでしょう。

　それぞれの土地で伝統を守りながらおいしい味噌をつくっている生産者が多いですが、大量生産するために、保存料としての「酒粕（エチルアルコール）」や、着色料として「ビタミンB1」などを添加物として使用しているものも少なくありません。できるだけ原材料名に穀物と塩（食塩）だけが表記されたもので、「天然醸造」と明記されたものを選ぶのがポイントです。

　味噌づくりに使われる原料の大豆は、残念ながら90％ほどを輸入に頼っているのが実状です。遺伝子組換えの大豆を使用している場合には、表示することが義務づけられています。

しょう油（醤油）

　発祥は古代中国の「醤」といわれますが、日本で発展してきた歴史があり、今では世界中で使われる万能調味料です。そもそも原料を塩漬けにすることから生まれたといわれ、主な原料によって「魚醤」「肉醤」などもあります。日本では一般的に大豆と小麦、塩を原料とします。

　伝統的な製法でしょう油をつくるには、発酵を管理する手間と、1年以上の時間が必要です。JAS法では、以下のような製造方式

の表示が義務づけられています。

- ●本醸造方式：伝統的な製法で醸造されたもの
- ●混合醸造方式：アミノ酸液などを使って独特のうま味を生かして醸造する
- ●混合方式：アミノ酸液などを混合して製造期間を短くしてつくられるもの

また、生産の効率を上げるため、原料に丸大豆ではなく「脱脂加工大豆」（食用油を圧搾した絞りかす）を使用しているものも少なくありません。原材料名に「大豆、小麦、食塩」とだけ表示されていて、丸大豆を使用しているもの。また、「本醸造」と明記されているものを選びましょう。しょう油に果汁やだし汁を加えた「ポン酢」などの調味料にも、化学的な添加物で見せかけの味を調えただけのものが多いので注意が必要です。

酢

穀物や果実を酢酸発酵させてつくられます。日本では米を原料とした「米酢」が一般的です。糠を精白していない米でつくられたものが「黒酢」、もち米を原料にしたものが「香酢（香醋）」となります。酢酸を薄めて添加物で味をととのえた合成酢も多いので、裏面のラベルをチェックして、原材料に「米」とだけ書かれている純米酢を選びましょう。

本みりん

　もち米や米麹を発酵させてつくります。本来のみりんは14度前後のアルコールを含んでおり、かつては酒類として飲まれていました。化学調味料などで味をととのえた「みりん風調味料」や、塩を加えた「みりんタイプ」の調味料も多く市販されています。原料に、もち米、米麹、本格焼酎だけを使っている「本みりん」を選びましょう。

砂糖

　一般的に言われる「砂糖」は上白糖のことを指します。上白糖は主に沖縄県産のさとうきびを精製したもので、カラダを冷やしやすく、血糖値を上昇させやすい（血糖値が乱高下しやすい）ものです。

　化学的に精製されたショ糖などを多く含むものを過剰に使うことは控えた方がよいので、上白糖ではなく、伝統的な製法でつくられた、米あめやメープルシロップ、甜菜糖などを上手に活用するよう心がけましょう。血糖値を上昇させにくい効果もあります。

油

　一般的に、常温で液体のものを「油」、固体のものを「脂」とし、総称して油脂と呼ばれます。料理にとって「あぶら＝油脂」はおいしさのポイントでもあります。原材料などをチェックし、できるだけ良質なものを使いましょう。

　植物由来の油には、ごま油、菜種油、オリーブオイル、綿実油、大豆油などたくさんの種類があります。植物油は、おおむね脂質

の豊富な種子や実を圧搾して採取されます。しかし、大量生産されるものでは、圧搾だけでなく溶剤などの力で化学の実験のように「抽出」されたものが多いのが現実です。また、原料に遺伝子組換え作物を使用していても、油の場合は表示が免除されています。できるだけ伝統的な圧搾法で製造された「一番搾り」などの油を使うようにしたいものです。オリーブオイルは圧搾によって採取された一番搾りのものに「エキストラバージンオイル」や「バージンオイル」といった等級が示されています。

牛脂、ラード、バターなど動物性の油脂は、常温で固体になりやすい飽和脂肪酸を多く含んでいるので過剰な摂取にはとくに注意が必要です。植物油は健康によいとされる不飽和脂肪酸を含むものが多いですが、いずれにせよ、過剰な油脂類の摂取は肥満の原因になりやすいので注意しましょう。

香辛料・ハーブなど

日本の伝統的な香辛料といえるワサビやショウガ、山椒などには、抗菌作用や消化を助ける働きがあるといわれています。また、トウガラシは栄養豊富な野菜でもあります。バジルやローズマリー、ミントなどのハーブには、フィトケミカルと呼ばれる抗酸化成分も豊富です。

人間のカラダは、辛さを「味覚」ではなく「痛覚」で感じているといわれています。香辛料やハーブは全般的に刺激が強いので、大量に食べることはおすすめできませんが、上手に使えば料理の味を引き締めてくれるだけでなく、栄養面でもメリットが高い食材といえます。

「オーガニック」を選ぶ意味

●自然の力をカラダに取り込む

食学の理念に則った食事の大切なポイントのひとつが、自然の恵みに感謝して、自然が生み出した「力」をカラダに取り込むことです。玄米だけに限らず、食学の料理に使う食材は、できるだけナチュラルでオーガニックなもの(自然食品)を選ぶように心がけましょう。

オーガニックな食材とは

●無農薬有機栽培された農産物

日本では農林水産省が厳しい基準を設けて、認定された事業者が生産した農産物や農産物加工食品に「有機JASマーク」の表示を認めています。輸入食品の場合も、各国のさまざまな検査機関でオーガニック(有機農産物)の認定を行っています。

●無添加であること

人工、天然を問わず、食品添加物を加えた食材はできるだけ避けることを心がけましょう。天然にがりを加えた豆腐など伝統的な製法によってつくられる食材はこの限りではありません。

●伝統製法でつくられたものであること

味噌やしょう油などの調味料では、伝統製法でつくられたものであることが大切です。

食材の「機能」を最大限に活用する

　自然の力に畏敬の念を抱き、食を健康に役立てようとする食学の考え方は、中国に古くから伝わる「薬食同源（医食同源という言葉は、薬食同源をアレンジして近年になって日本で生まれた造語とされています）」の理念にも通じています。

　食品には、生命を維持する栄養機能、味や香りで嗜好を満たす感覚機能、健康維持や老化制御などの生体調整機能（近年、世界中でさかんに研究が行われています）と、3つの機能があるといわれています。オーガニックな食材を選ぶのは、とくに健康維持に大切な「三次機能」を最大限にいかした食生活を実現するために有効な方法だからといえます。

食品の3つの機能

【1】一次機能＜栄養機能＞
空腹を満たし生命を維持する
【2】二次機能＜感覚機能＞
味や香りで嗜好を満たし食生活を楽しむ
【3】三次機能＜生体調整機能＞
生活習慣病の予防など健康維持に深く関わるはたらき

4 健全な食へのこだわり

ナチュラルで鮮度の良い食材を選ぶ

　健康で美しいライフスタイルを維持していくには、野菜はもちろん、コメなどの穀物、また調味料なども、できるだけナチュラルなものをいただくことが大切です。近年、エコロジーやオーガニックの良さが見直され、身近な店でも良質な食材を手軽に入手できるようになっています。

　もちろん、鮮度にも注意して選ぶべき。よい食材を選び、食材の「力」をカラダに取り込むことを心がけましょう。

良質な食材選びのポイント

●オーガニック食材

　オーガニック（Organic）とは直訳すると「有機物」などを指す言葉です。化学肥料や農薬の使用をできるだけ少なくして、自然に近い方法で栽培された作物は、自然が持つ「力」を豊富に含んでいます。日本では農林水産省が「有機JASマーク」を制定しています。

　完全な無農薬にストイックにこだわる必要はありませんが、作り手の優しさが伝わってくるような作物を選ぶように心がけるのがおすすめです。

　また、調味料も、できるだけ自然で良質なものを選ぶよう心がけましょう。

●地産地消

　地域生産地域消費の略語。できるだけ近くで栽培された野菜などの食材を食べようというムーブメントです。また最近は、フードマイレージという言葉も注目されています。これは、遠くからエネルギーを使って運ばれた食べ物は、エコロジーの理念に反するという考え方です。近くで生産された食材は、気候風土が同じなので、そこに暮らす人間のカラダが必要とする力が豊富といわれます。また、鮮度の良い食材を手に入れやすくなるのもメリットです。

●質の良い水を使う

　野菜などの食材ばかりでなく、料理に不可欠な水も大切です。食材が持つ自然の「力」を最大限に生かすためにも、料理には質の良い水をできるだけ使うようにしましょう。

●食習慣を見直してみる

　健全な食を実現するために、食材にこだわるだけでは、十分とはいえません。日常的な食生活の習慣で、食材の力を台無しにしてしまうこともあり得るのです。ここでは、食生活や食習慣における、こだわるべきポイントをチェックしておきましょう。

健全な食習慣のポイント

●丸ごといただく

　捨ててしまいがちな野菜の葉や皮の部分には、大切な栄養素がたくさん含まれています。食学では、食材をできるだけ丸ごと食べることを推奨しています。料理を工夫するなどして、自然の力をおいしくいただきましょう。

●コメなど穀物をたくさん食べる

　主食、主菜、副菜のバランスを考えた食事は健全な食生活の基本形です。主菜である穀物は、人間にとって大切なエネルギー源。特に、コメは優れた主食です。また、同じコメでも胚芽などを残した玄米がおすすめ。玄米は、水を与えれば発芽するパワーを秘めています。胚芽の部分には、まさに生命が宿っているのです。ビタミンやミネラルも豊富で、玄米食を習慣にすることで、基礎体力がアップしたり、便秘や貧血など慢性的な健康の悩みに効果的といわれています。

　玄米だけで食べにくいという人は、玄米＜１＞に対して、麦芽大麦を＜１＞、白米を＜１＞の割合で混ぜて炊くとおいしくいただけます。

●味噌汁やスープをメニューに盛り込む

　食材の栄養素をカラダに取り組むために、水は大切なサポートをしてくれます。和食ならお味噌汁、洋食ならスープといった「汁もの」をメニューに盛り込むように心がけましょう。また、使用

した水をそのまま摂取する汁もののような料理は、できるだけ質の良い水を使うのがおすすめです。ただし、水分のとりすぎはかえって内臓に負担をかけるので気をつけましょう。

●よく噛んで食べる

当然のことですが、慌ただしい毎日の中でついつい忘れがち。少なくとも30回以上、よく噛んで食べることで、食材の「力」をより効果的にカラダに取り込むことができます。

●食べ過ぎに気をつける

いわば、食事はカラダにとって「薬」でもあります。食べ過ぎてしまうと、バランスも悪くなり、かえって体調を崩す原因にもなります。腹八分を守り、節度ある食生活を心がけましょう。

●バランスよく食べる

主食、主菜、副菜で、食材のバリエーションや栄養素など、バランス良く食事するようにしましょう。特にマクロビオティックでは、肉や魚や乳製品を食べるのは、できるだけ控えるべきとされています。とはいえ、そうした修行のような食生活はなかなか徹底でないもの。どうしても食べたいときには、上手に野菜などを組み合わせ、バランスよくとるよう心がけましょう。

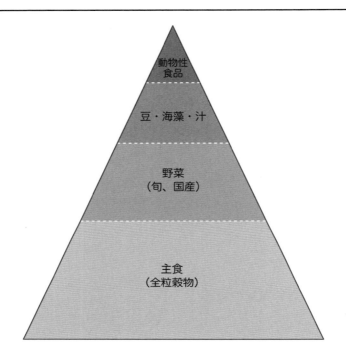

Balance
・食事全体の半分以上を主食から摂取しましょう。
・全体の4分の1～3分の1程度の野菜を摂取しましょう。

Choice
・主食は全粒穀物をいただきましょう。
・野菜は旬の国産品でできるだけ有機栽培のものをいただきましょう。
・伝統的製法で作られた調味料を使用しましょう。
・豆、海藻、汁を毎日の食事に取り入れましょう。

Attention
・動物性食品は控えましょう。
・精製された砂糖、人工甘味料は控えましょう。
・食品添加物に気を配りましょう。

「食生活指針」を活用する

●「食生活指針」は正しい食生活の目安

　最近の日本における食生活は、表面的に豊かになったように見える一方で、健康や栄養についての情報が氾濫し、食習慣の乱れや食料の海外依存、食べ残しや食品の廃棄の増加などによって、栄養バランスの偏り、生活習慣病の増加、食料自給率の低下、食料資源の浪費といった多くの問題を抱えています。

　こうした状況に対処し、国民の健康増進、生活の質の向上などを目指して、2000（平成12）年3月に閣議決定されたのが「食生活指針」です。「食育」が目指す正しい食生活の具体的な実践法としてわかりやすい目安なので、「食学」の知識としてしっかりと理解しておきましょう。

　日本人の食生活の変容を端的に表現すると急速な「欧米化」といえるでしょう。米と野菜を中心にした伝統的な日本食を軽んじて、肉や乳製品を食べる機会が大幅に増加した一方で、米などの穀類を食べる量は減っているのが特徴です。

　その結果、動物性の食材から摂取するタンパク質や脂質、エネルギーの量が増大しています。野菜や穀物を食べる量が減り、三大栄養素のエネルギーを燃やす助けをしたり、カラダのバランスを整えるはずのビタミンやミネラルの摂取量は減少しているのですから、エネルギーは過剰になってしまいがちです。こうした栄養バランスの乱れが体調を崩すきっかけとなり、ひいては生活習慣病を引き起こす原因となります。

「食生活指針」のポイント

●食事を楽しむ

　食事を味わっておいしく楽しく食べることは、身体的にも精神的にも大切なことです。日々の食事は、生命と健康を維持していくためにも重要です。しかし、食事の意義はそれだけではありません。食事を通して、家族や仲間など人とのコミュニケーションを図ること、また家族みんなが食事づくりに参加することで食事の楽しみはいっそう深まります。積極的に食事作りに関わることは、食生活に関する知識や技術を身につけることにも役立つでしょう。

食事は生活リズムの基本

　「食生活指針」では、「1日の食事のリズムから、健やかな生活リズムを」と提唱しています。近年、ライフスタイルの多様化などに伴い、朝食の欠食の増加がみられます。また、朝食を欠食する人は夕食時刻が不規則で、夕食後の間食も多くみられるなど、1日全体の食生活のリズムの乱れが顕著な傾向があります。朝食の欠食は、栄養素摂取の偏りにもつながり、健康に及ぼす影響も懸念されます。まずは朝食から、活力のある1日を始めましょう。また、夜食や間食を頻繁にとることにより、朝・昼・夕食といった3食の区別がつかず、食事そのものがおろそかになることもあります。過度の飲酒も食事のリズムを乱す原因となります。1日の食事を自分なりのリズムで規則的にとることが、健康的で

望ましい生活習慣の実現につながります。

●主食、主菜、副菜のバランスを考える

　個々の食品に含まれる栄養素の種類や量は違います。どのような食品でも、ただひとつですべての必要な栄養素を含んでいるものではありません。多様な食材を組み合わせ、主食、主菜、副菜といった料理のバリエーションに気を配り、バランスのよい食事をするのが望ましいといえるでしょう。

　　主食……玄米（米）、パン、麺類などの穀類で、主として
　　　　　　糖質エネルギー（炭水化物）の供給源となります。

　　主菜……主に魚介類や肉、卵、大豆（大豆製品）を使った
　　　　　　副食の中心となる料理。主に良質なたんぱく質や
　　　　　　脂肪を摂取します。

　　副菜……主に野菜などを使った料理。ビタミン、ミネラル、
　　　　　　食物繊維などの供給源となります。

　また、調理方法が偏ると、脂肪や塩分の過剰摂取の原因となることがあります。食事の楽しさを増し、バランスのよい食事を実現するためにも、バラエティ豊かな献立にするよう配慮しましょう。

●ごはんなどの穀類をしっかりと食べる

　近年、日本人の食生活の大きな問題点は、脂肪の摂りすぎといわれています。動物性食材などを過剰に食べて主食である米などの穀物を食べる量が減っているのです。食事の栄養バランスを正しく保つためにも、主食としての穀類をしっかりと摂取するよう心がけましょう。石塚左玄の『食養学』では、とくに玄米をしっかりと食べるよう推奨しています。精米時に取り除いてしまう糠は胚芽の部分には豊富な栄養素が含まれています。また、玄米を食べると自然によく噛んで食べる習慣が身につきます。精製しない『全粒穀物』のよさが世界的に見直されているのも、日本の伝統的な食事が健康によいことが注目された結果ともいえます。

　穀類のなかでも米は日本の気候・風土に適した作物であり、自給率も高い水準を維持しています。日本の国土で栽培される米をいただくことは、食料の安定供給や身土不二の理念からも大切なことといえるでしょう。

●幅広い食材をバランスよく食べる

　カリウムや鉄などのミネラルや、食物繊維、抗酸化のはたらきがあるビタミンなどを摂取することは、生活習慣病や循環器疾患、がんなどの予防に効果的であると考えられています。こうした栄養素をバランスよく摂取するには十分な野菜をいただくことが大切です。

　ところが、特に20代などの若年層において野菜の摂取量が少

ないのが日本の現状です。野菜は意識してたっぷりといただくように心がけましょう。また、カルシウムの成人1日あたりの必要な摂取量は600〜800mgとされていますが、給食がある学校を卒業した若年層では不足している傾向もあります。カルシウムを適量摂取できるよう、牛乳や乳製品、緑黄色野菜、豆類、小魚などをバランスよくいただくことが重要です。

●食塩や脂肪を控えめに

　食塩の摂りすぎは、高血圧や脳卒中、心臓病などの病気を誘発する原因となります。食塩の摂取量は男性で1日8.0g未満、女性は7.0g未満が望ましいとされています。1995（平成7）年の時点で、日本人の食塩摂取量の平均は13.2gもありました。近年、塩分の摂りすぎに対する国の啓蒙活動などによって減少傾向にはありますが、2016（平成28）年の時点でも男性10.8g、女性が9.2g（厚生労働省『平成28年 国民健康・栄養調査結果の概要』を参照）と、まだ過剰な状況が続いています。

　また、脂肪の過剰摂取によって、動脈硬化や乳がん、大腸がんなどの発症率が上昇しているといわれています。食事で摂取する栄養素のうち、脂肪のエネルギー比率は成人で20〜30％が適正とされていますが、戦後の日本では昭和20年代以降およそ3倍近くの急激なペースで増加して、成人の脂肪エネルギー比率は25％を超える状況が続いていました。食塩同様に改善の傾向にはありますが、日常的な食生活で脂肪の過剰摂取には注意することが大切です。動物、植物、魚類にはそれぞれ異なった種類の脂

肪酸が含まれています。食材のバリエーションを広げて、バランスよく摂取するよう心がけましょう。

●適正体重を知り、適量の食事を心がける

　肥満は生活習慣病の発症と大きな関連があるといわれています。健康を保つためにも、適正な体重を維持するように心がけましょう。体重をこまめにはかり、体重の変化に早めに気付くことが大切です。肥満の原因は、エネルギーの摂取量が過剰になることと、運動不足といわれています。適量の食事をいただくことや、適度な運動を習慣づけることが重要です。

　一方で、若年女性では痩せすぎの傾向がみられます。体重だけでなくカラダ全体の健康に留意して、バランスのよい食生活を心がけることが大切です。栄養のバランスを無視した無理な減量はやめましょう。適正な体重を維持するためにも、よく噛んでいただくことと、腹八分目を心がけることが大切です。

●伝統的な食文化に親しむ

　日本の国土は南北に長く、変化に富んだ四季に恵まれています。日々の食事にも、四季の気候・風土に応じた旬の素材や味が大切にされてきました。旬の食材には、その時期にカラダが必要とする栄養素などを豊富に含んでいる特徴があります。地産地消を心がけ、鮮度のよい地元の食材を使うようにしましょう。

　季節ごとの行事食は、健康の面からも栄養への配慮がこめられています。おせち料理、七草がゆなど、伝統的な行事食を取り入れることは、食卓のバリエーションを豊かにして食のバランスを保つことにも役立ちます。地域の食材や伝統的な日本の食事の知識や調理技術を身につけることを通して、食材の選択力などを高めるように心がけましょう。

●無駄を減らす

　現在の日本では食品の廃棄（食品ロス）が大きな問題になっています。まだ食べられる食品の廃棄は、食品関連事業者（食品製造業者、食品流通業者、食品小売業者など）から年間で約800万トン、一般家庭から約1,100万トン、あわせて年間約1,900万トンの食品が捨てられている（農林水産省『平成20年 食品ロスの削減に向けた検討会報告』より）のです。家庭で食品が廃棄される原因としては、食の大切さに対する意識の希薄さや、食材の適切な管理や保存の知識不足、さらに調理方法の工夫の欠如などが考えられます。買い過ぎや作り過ぎに気をつけて、食に対する知識を深め、大切な食材を無駄にしないよう心がけましょう。

●**自分の食生活を見直す**

　望ましい食生活を実践するには、まず、自分自身の食生活を見直すことが大切です。とはいえ、食事は「治療」ではありません。健康は一朝一夕に手に入るものではなく、長く続けてこそ実現できる目標であることを認識しておきましょう。

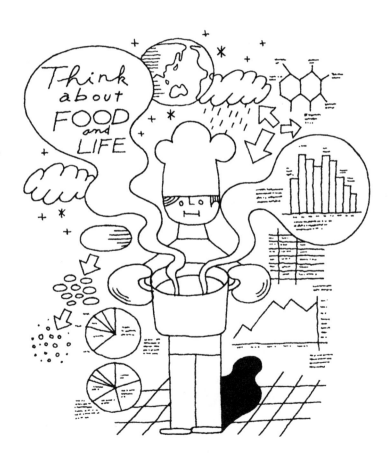

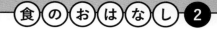

子供のキレやすさ＝白い砂糖の摂りすぎ

　甘い物を食べると幸せな気分になりますよね。
　集中力が切れそうなときは、一瞬にして頭がさえ、やる気に満ちた状態になります。

　しかし怖いのはその後です！白いお砂糖の入ったものを摂取すると、急激に血糖値が上昇し、その後急激に下降。そして低血糖の状態になり、気分の落ち込み、疲労感、無気力になったりといった症状を引き起こします。そしてこの低血糖を治そうと、アドレナリンというホルモンが分泌されます。
　しかしこのアドレナリンは攻撃性があり、イライラやキレやすくなったりと性格まで変えてしまいます。

　最近の子どもが暴れたり、キレやすくなっているのは、白いお砂糖の過剰摂取が大きな原因の一つとされています。

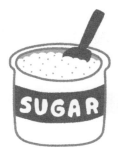

Lesson 3 "Shoku" and Lifestyle
Check Test

「食」とライフスタイル

●下記の（　）に入る言葉を答えなさい。

食事とは、食材の（　①　）をカラダに取り入れることである。

> 正解：①力

食材選びにとって重要な視点は（　②　）（　③　）そしてできるだけ（　④　）でとれたものを選ぶといったように、バランスよく考えながら、実践していくことが大切である。

> 正解：②旬の食材を選ぶ　③露地栽培の野菜を選ぶ　④近郊

●下記の質問に○か×かで答えなさい。

アスパラガスの旬は一般的に春である。（　）

> 正解：○

●下記の（　）に入る言葉を答えなさい。

スイカは（　⑤　）を代表する野菜であり、（　⑥　）を冷やしてくれる食材である。

> 正解：⑤夏　⑥カラダ

●下記の質問に○か×かで答えなさい。

ブロッコリーの旬は一般的に夏である。（　　）

正解：×　→晩秋から初春

●下記の（　）に入る言葉を答えなさい。

ネギの旬は一般的に（　⑦　）である。

正解：⑦冬

大豆は国内自給率が（　⑧　）。

正解：⑧低い

豆のなかでも大豆は特に（　⑨　）や（　⑩　）が豊富であり、肉や乳製品とくらべて（　⑪　）が多く、（　⑫　）を多く含むなど健康にとってメリットの大きい食材である。

正解：⑨たんぱく質　⑩脂質　⑪不飽和脂肪酸　⑫カルシウム

Lesson 3 "Shoku" and Lifestyle
Check Test

●下記の質問に○か×かで答えなさい。

大豆を柔らかくすり潰して搾ったものが「おから」で、搾りかすが「豆乳」である。（　　）

正解：× → 豆乳、おからの順

日本でつくられる豆腐に国産大豆が使われている割合は40％前後である。（　　）

正解：× → 20％前後

●下記の（　）に入る言葉を答えなさい。

パパイヤやパイナップルには（　⑬　）を分解する酵素がふくまれており、肉類を柔らかくする効果がある。

正解：⑬たんぱく質

海藻類は食材として流通する際には（　⑭　）させたものと（　⑮　）などの方法で生に近い状態のままのものがある。

正解：⑭乾燥　⑮塩蔵

●下記の質問に○か×かで答えなさい。

わかめの通常食用にするのは葉の部分だが、根本の部分も「メカブ」として食材に用いられる。（　　）

正解：○

●下記の（　）に入る言葉を答えなさい。

動物性食品を控える理由として、動物性食品には（　⑯　）や（　⑰　）が多く、老化、生活習慣病の原因になりやすいことが挙げられる。

正解：⑯飽和脂肪酸　⑰コレステロール

卵は（　⑱　）と（　⑲　）以外のさまざまな栄養素がバランスよく含まれた食材である。

正解：⑱ビタミンＣ　⑲食物繊維

●下記の質問に○か×かで答えなさい。

塩には海の水を精製して作られるものしかない。（　　）

正解：×→陸上の岩塩を採掘して作られたものもある

Lesson 3 "Shoku" and Lifestyle
Check Test

●下記の（　）に入る言葉を答えなさい。

味噌は（　⑳　）や（　㉑　）、（　㉒　）などが材料として使われる。

正解：⑳大豆　㉑麹　㉒塩

●下記の質問に〇か×かで答えなさい。

醤油の生産効率を上げるために、原料に丸大豆でなく「加工大豆」を使用しているものも少なくない。（　　）

正解：×　加工大豆→脱脂加工大豆

●下記の（　）に入る言葉を答えなさい。

砂糖はカラダを冷やしやすく、血糖値を上昇させやすいので、化学的に精製されたショ糖などを多く含むものを過剰につかうことは避けたほうが良く上白糖でなく、伝統的な製法でつくられ血糖値を上昇させにくい、（　㉓　）や（　㉔　）、（　㉕　）などを上手に活用すると良い。

正解：㉓米あめ　㉔メープルシロップ　㉕甜菜糖

油脂の中には常温で液体のものを「油」、固体のものを「（　㉖　）」としている。

正解：㉖脂

健康で美しいライフスタイルを維持していくためには、野菜はもちろん、コメなどの穀物、また調味料なども、できるだけ（ ㉗ ）なものをいただくことが大切である。

正解：㉗ナチュラル

オーガニック食材とは（ ㉘ ）や（ ㉙ ）の使用をできるだけ少なくして自然に近い方法で栽培された食材の事を指し、日本では農林水産省が「（ ㉚ ）」を制定している。

正解：㉘化学肥料　㉙農薬　㉚有機JASマーク

（ ㉛ ）とは食料の輸送量と輸送距離を定量的に把握することを目的とした指標ないし考え方である。食品の生産地と消費地が近ければ（ ㉛ ）は小さくなり、遠くから食料を運んでくると大きくなる。

正解：㉛フードマイレージ

健全な食習慣のポイントとして食材を（ ㉜ ）いただく、（ ㉝ ）をたくさん食べる、（ ㉞ ）食べる（ ㉟ ）に気を付ける、（ ㊱ ）よく食べるということが挙げられる。

正解：㉜丸ごと　㉝穀物　㉞よく噛んで　㉟食べ過ぎ　㊱バランス

Lesson 3 "Shoku" and Lifestyle
Check Test

「食育」が目指す正しい食生活の具体的な実践法として
2000（平成12）年に（　㊲　）が制定された。

正解：㊲食生活指針

●下記の質問に○か×かで答えなさい。

生活指針のポイントとして伝統的な食文化に親しむことがある。（　　）

正解：○

第4章
食と料理

Shoku and Cooking

道具や下ごしらえなど一般的な常識についてまとめています。出汁のとり方や米の炊き方など、実際に試してみましょう。

―第4章―
食と料理

1 自分で「食」をコントロールする

　毎日、毎食、きちんと自分で料理するのは大変です。ですが、食材を自分で選び、納得できる道具を使って、心を込めて料理することは、心豊かな生活を守るためにとても大切です。

　プロの料理人のように、見事な味付けで喜ばれたり、華やかな盛り付けなどに凝る必要はないでしょう（もちろん、工夫を凝らすのは楽しいことですが……）。毎日の料理では、自分や家族が、毎日、何を、どのくらい食べるのかということを、適切にコントロールすることが重要です。家族や自分のことを本当に考えた料理こそ、どんな高級店で出される料理よりも「ごちそう」といえるでしょう。

「おふくろの味」には、シンプルな料理が多い

　「おふくろの味」という言葉があります。最近あまり使わなくなっている気もしますが、実は健全な「食」のために、とても大切な言葉といえるでしょう。幼い頃から母親が心を込めて作ってくれた料理。なかでも、食べ飽きないで思い出として印象に残っている料理が「おふくろの味」と呼ばれます。

みなさんにとって、おふくろの味は何でしょう。きっと味噌汁や肉じゃが、野菜の煮物やカレーライスといったシンプルな料理ではないでしょうか。たとえば、ニンジンが食べられない子供のために、すりおろしたニンジンを入れたカレーを工夫する。家族で一番早起きした母親が作る、味噌汁の香りで目が覚める、など。おふくろの味には、家族にとっても大切なこと。凝った料理を上手に作りこなすだけでは、料理上手とは呼べません。家族や自分自身が、人として健康に生きるために心を込めて料理すること、できるようになることが、食学の意義といってもいいでしょう。

2 料理の常識

簡単にできることを、きちんとやる

　料理は得意ですか？「料理が苦手」という方に話を聞くと、多くの場合、原因は簡単に見つかります。食材や調味料の量が当てずっぽうだったり、手入れしていなくて切れない包丁を使っていたり。つまり、「料理の常識」を守っていないことがほとんどです。

　料理は決して難しいことではありません。簡単にできることを、きちんとやればいいのです。さらに、食材について知識を集め、レシピのバリエーションを増やし、食べる人の体調や、シチュエーションに合わせて自分なりの工夫ができれば、きっと「料理上手」と呼ばれるようになるでしょう。

　ここでは、料理の常識を改めて確認し、食学への第一歩を踏み出しましょう。

第4章 「食」と料理

道具の常識

●キッチンは清潔に守る

いくら良い道具を選んでも、キッチンが不潔では意味がありません。毎回、料理が終わったら手早く片付けて、キッチンの清潔さを保つ習慣をつけましょう。

●道具も自然素材を選ぶ

食材はできるだけナチュラルなものにこだわるべき。同じように、料理に使う道具も、できるだけ自然な素材のものを選ぶのがおすすめです。木、ガラスや陶器など、自然に近い素材の道具は、料理に不自然なものが溶け出したりすることは少なく、体にやさしい道具と言えます。また、使っているうちに愛着もわいてきます。心を込めた料理をするためには、大切なこだわりです。

●道具はこまめに手入れする

切れない包丁を使っていると、せっかくの食材の風味を落としてしまうことさえあります。また、焦げ付いたままの鍋やフライパンで、おいしい料理が作れるでしょうか？

道具は自然素材が良いのですが、添加物などを使用していない自然素材の道具ほど、きちんと手入れすることが大切です。道具の手入れは、心を込めた料理のための第一歩。使う度にきちんと洗って水気を切って保管したり、包丁を定期的に研ぐなど、道具の手入れに心を配るようにしましょう。

〈包丁の手入れ〉

　砥石を使って、自分で包丁を研ぐようにしましょう。砥石にもいろいろ種類がありますが、やや目の粗い面と、仕上げのための目の細かい面がセットになったものなどが手軽に入手できます。ここでは、一般的な包丁の研ぎ方を説明します。

　とはいえ、砥石で研ぐのは難しいと感じる人もいるでしょう。最近は、簡単に包丁の切れ味を回復できるシャープナーなどが市販されています。包丁の耐久性などを考えると砥石がおすすめではありますが、なによりも手入れすることが一番大切。使いやすい道具を選んで、きちんと研いだ包丁を使いましょう。

●●● 包丁のとぎ方 ●●●●

①平らな台の上に濡らした雑巾を敷き、十分水に浸した砥石を乗せる。
②包丁は砥石に対して45度、刃の角度は10円玉3〜4枚を挟むくらいに保つ。
③左手真ん中の3本指を刃の研ぐ部分に置き、指先に力を入れずに押さえ、前後にリズミカルに動かす。
④刃は4か所に分けて研ぐとよい。研いでいる部分にカエリを確認できたら、次の研ぐ箇所に移る。
⑤表が研ぎ終わったら裏も研ぐ。包丁を真横に持ち、カエリを確認しながら4カ所に分けて研ぐ。
⑥水洗いをし、刃と柄を乾拭きする。

●●● 包丁の使い方 ●●●

◆**姿勢**
・体を調理台から 10cm 離す
・右足を少し後ろにひく

◆**包丁の持ち方**
・軽く握り込む
・強く握り込む
・人差し指を添える
※切るものにあわせて持ち方を変える

◆**包丁の動かし方**
・肉や魚は引き切り
・野菜は押すように切る

◆**切り方**
・繊維に沿って切る
・繊維に垂直に切る

食材の力をいかす下ごしらえ

●素材にあった下ごしらえをする

　たとえば、同じ海藻でも、わかめやひじきは水で戻して使用することが多いですが、昆布は真水に出汁が出てしまうため、ふきんなどで軽く表面の汚れを落とすだけでかまいません。また、野菜は切ってから水洗いしてしまうと、ビタミンCなどの栄養素が流れ出てしまいます。

　手際よく料理を進めるために下ごしらえは大事。さらに、食材の力をおいしくいただくためにも、素材に合った下ごしらえをすることが大切です。

〈食材別ワンポイントアドバイス〉

おなじみの食材別に、下ごしらえでの注意点をチェックしておきましょう。

キャベツ（葉菜類）

キャベツなどの葉ものの野菜は、まず、傷んだ葉やゴミを手で丁寧に取り除きます。使いたい量の葉を手で剥がし、ボウルに入れた水の中で揺らすように優しく洗います。キャベツやホウレンソウなど、葉物の野菜を下茹でする際は、あらかじめ沸かした熱湯で手早く茹でましょう。

ダイコン（根菜類）

ダイコンなどの根菜類は、できるだけ新鮮で、土が付いているもの（土が付いているくらい自然な農法で育てて出荷されたもの）を選ぶのが基本です。下ごしらえでは、表面の土を軽くこすり洗いして、汚れが落ちればいいでしょう。皮や身と皮の間に栄養素が豊富に含まれているので、皮ごといただくようにするのがおすすめです。根菜類は下茹でするときは、水から茹でていきます。

タマネギ（茎采類）

外側の茶色い皮を取り除き、軽く水洗いします。切ってから洗うとせっかくの栄養素が流れてしまうので注意しましょう。買うときは、根が伸びていたりせず、とがった上部がしっかりしているものを選びましょう。切る前のタマネギを冷蔵庫で10～20

分ほど冷やしたり、よく切れる包丁を使うことで、涙が出にくくなります。

イチゴ（果采類）

果物はできるだけ少ない農薬で育てられたものを選びます。イチゴは食べる直前に、へたなどは取らず、軽く水洗いしましょう。あまり強く洗うと、柔らかな果実が傷ついてしまうので注意します。

ワカメ（海藻）

乾燥されたものと、生のものがあります。乾燥ワカメは、たっぷりの水に浸して柔らかく戻し、さっと熱湯をかけて水でさらします。生ワカメは塩蔵されたものがほとんどです。まず、たっぷりの水に浸して塩を抜きます。余分な塩気が抜ければいいので、水に浸しすぎないように注意しましょう。熱湯をかけ、冷水にさらすと、緑色が鮮やかになり、歯ごたえが良くなります。

ヒジキ（海藻）

乾燥ヒジキは、一度手で軽く揉むように洗ってゴミを取り除きます。その後、たっぷりの水に30分ほど浸して戻します。指でつまんで、硬い芯がなくなったことを確認しましょう。戻した水には、ヒジキに付いていたゴミや砂が出ているので、かき混ぜないようにしながらヒジキを別の容器に移します。鍋に沸かしたお湯で2～3分煮立てて戻す方法もあります。戻したヒジキが長ければ、包丁で適当な長さに切りましょう。

玄米（全粒穀物）

ゴミや小石などが混じっている場合は、洗う前にひとつかみずつ皿に広げるなどして、丁寧に取り除きましょう。白米は糠の粉を落とすために「研ぐ」作業を行いますが、玄米は研ぐ必要はありません。ボウルなどに水を張ってやさしく洗うことを、水を替えて２～３回行えば十分です。炊く前には数時間～ひと晩程度（メニューや目的に応じて）水に浸します。また、穀物が最初に触れる水は、特にキレイな水を使うように心がけましょう。

豆製品

絹ごし豆腐はザルにあけて自然に、木綿豆腐は斜めにして自然に、重石をしてしっかり、大きいまま茹でてから、崩して茹でてから、など様々あります。油揚げや厚揚げの油抜きは熱湯をまんべんなくかけるか、たっぷりのお湯でしっかり茹でるなどして、付近でしっかり水気をとりましょう。

乾物

料理によっては、戻さずに使用することもありますが、基本的には戻して使用します。

・高野豆腐

80℃程度のお湯にいれ、ふっくらとしたらザルに上げて冷まします。冷めたら優しく絞ります。

・ひじき、切干大根

ボウルなどに入れ、水でサッと洗います。表面に浮いたゴミを流し、水気を切り、しばらく放置します。

・車麩、板麩

やわらかくなるまで水またはお湯で戻します。

・大豆たんぱく

熱湯で戻してから。膨らんだらザルに上げる。お湯で戻し、やわらかくなったら水気を絞ります。

料理への配慮

●できるだけ「丸ごと」食べる

ナスやニンジンなど、野菜の多くは皮にも豊かな栄養素を含んでいます。食材の力をいかすためにも、素材はできるだけ丸ごと食べるように心がけましょう。食座への感謝の気持ちを忘れないことは、食学にとっても大切な心構えです。また、調理の際のゴミを減らすことは、エコロジーにもつながります。

●コメは研ぎすぎに気をつける

コメを研ぐとき、一番最初にコメを浸す水は、浄水器を通した水など、できるだけきれいな水を使いましょう。穀物は、最初に触れる水をたくさん吸い込んでしまいます。最近のコメは精米技術の進歩などで昔ほどヌカも残っていないものが多いので、あまり力を入れて研ぐ必要はありません。ボウルで水に浸して、優しくかき回す作業を、何度も繰り返して、研ぎ水が半透明になればいいでしょう。

●出汁（だし）は自分でちゃんととる

たとえば味噌汁を作るときにも、最近はちゃんと自分で出汁をとる人が少なくなっています。出汁入りの味噌やインスタントの出汁が売られていますが、そうした商品には化学調味料や添加物を使っているものが多いこともあり、きちんと自分で出汁を取るのがおすすめです。調理の度に出汁を取るのが理想ですが、ある程度まとめて出汁をとっておき、容器に入れて冷蔵庫などで保管しておくと便利です。

〈出汁のとり方〉

　基本的な和食の出汁の取り方を説明します。かつをぶしを使った出汁はおいしいですが、マクロビオティックでは、原則として動物性食材のものを控えるので、昆布出汁やシイタケの出汁を使います。

●●● **一番出汁のとり方**（昆布とかつおぶしを使用）●●●

【材料】

水……約 1000cc

昆布……10cm角程度 1 枚

かつおぶし……約 20 g

【取り方】

①昆布を清潔な濡れふきんなどで拭いて表面のゴミを落とす。

②鍋に水と昆布を入れて、火にかける。

③煮立つ直前に昆布を鍋から出して、50ccほどの差し水をしてかつおぶしを入れる。

④水面のかつおぶしが落ち着いたら火を止めて、かつおぶしが沈むのを3分ほど待つ。

⑤あくを取り、ガーゼのふきんやキッチンペーパーなどで濾す。

＊濾したあとのかつおぶしと昆布を鍋に入れ、800ccほどの水で5分ほどアクを取りながら煮立てれば二番出汁がとれます。一番出汁はきれいに仕上げたい煮物などに。二番出汁は具材の味がしっかりした味噌汁や鍋物などに使います。

●●● 昆布出汁のとり方 ●●●

【材料】

水……約1000cc

昆布……10cm角程度1枚

【取り方】

①昆布を清潔な濡れふきんなどで拭く。

②ボウルなどに入れた水に昆布を浸し、一晩浸け置く。

＊鍋に入れて火をかけ、煮出汁を取ることもできます。その場合、弱火でゆっくりと温め、煮立ててしまわないように注意しましょう。火を止めたらそのまま放置して冷まし、ヌメリが出てしまう前に昆布を引き上げます。

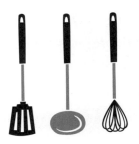

気をつけるべきこと

●キッチンは清潔に保つ

いくら良い道具を選んでも、キッチンは不潔では意味がありません。火を使うので温かく、水分が多いキッチンの大敵は雑菌です。毎回、料理が終わったら手早く片付けて、キッチンの清潔さを保つ習慣をつけましょう。

●けがに注意して道具は慎重に扱う

包丁をはじめ、キッチンではケガの原因になる道具をたくさん使います。リズミカルな包丁の音は気持ちいいですが、無理は禁物。あわてず、無理せず、道具は慎重に扱って、ケガしないように注意しましょう。おろし金などもケガしやすいので注意してください。

●火の近くに燃えやすいものを置かない

ガスコンロなど、火の近くに燃えやすいものを置かないように注意しましょう。消防庁の統計でも、住宅火災の出火原因は、コンロが大きな割合を占めています。天ぷら油が燃え上がって火災になってしまうケースもあります。

3 調理の常識

【基本調味料】

	種類		特徴・備考
さ	砂糖	玄米甘酒 米あめ 甜菜糖	・一般的な砂糖の種類は上白糖、三温糖、グラニュー糖など ・様々な作用がある （保水、酸化防止、ゲル化、腐敗防止など） ・湿気を吸いやすいため、保存は密閉容器に
し	塩	天然塩	・一般的な塩の種類は食塩と粗塩など ・色の保持、変色防止にも使える ・ナトリウムがミネラルを中和し、甘味を引き出す
す	酢	梅酢 玄米酢	・一般的な酢の種類は米酢、穀物酢、ワインビネガーなど ・素材の白さを保持したり、あく抜きや保存に使える ・梅酢は梅干しを漬けるときにできる上澄みで塩分含有量が多い
せ	醤油	濃口醤油 薄口醤油	・一般的な醤油といえば濃口醤油 ・薄口醤油は、素材の色味を活かしたい料理の向く ・塩分含有量は薄口醤油の方が多い
そ	味噌	米味噌 麦味噌 豆味噌	・米麹が原料。赤味噌と白味噌がある 　仙台味噌、西京味噌など ・麦麹が原料。長期熟成で塩分はやや多め 　田舎味噌など ・大豆麹が原料。味噌の中でも塩分は多め 　八丁味噌など

米の洗い方・炊き方

●玄米とは

生きている米です。

玄米を水につけて適温を保つと発芽します。（白米は腐ってしまいます）精白する際に取り除かれてしまう糠や胚芽に栄養素が豊富に含まれます。

●●● 美味しくたくためのポイント ●●●

①米を選別する。
・ザルなどに玄米をひろげ、もみ殻や小石などを丁寧の取り除く
②「研ぐ」ではなく「洗う」
・米をボウルに入れ、縁から優しく水を加える（浄水を使用）
・米を静かに優しく丁寧に洗う
・2～3回水を取り替えて洗う
③浸水時間を調節する
・冬なら5～6時間、夏は1～2時間程度（目安）
・発芽させるには最低でも8時間程度浸水させると良い
④塩を加える
・ひとつまみの塩を加えることで玄米の甘味が引き出される

いろいろな炊き方

●●● 圧力鍋 ●●●

①洗って浸水された玄米と分量の水（玄米の 1.2 ～ 1.5 倍）を鍋に入れる。
②蓋を鍋にかぶせ、強火にかける。
③沸騰したら塩をひとつまみ入れ蓋を完全に閉め圧力をかける。
④シュウシュウと音がして圧力レバーがサインのことろまで上がったら、弱火で 25 分ほど火にかける。
⑤火を止めて。15 分ほど蒸らし、完全にレバーが下りたら天地返しをする。

●●● 土鍋 ●●●

①洗って浸水させた玄米の分量と水（玄米の 1.2 ～ 1.5 倍）を鍋に入れる。
②蓋を半分鍋にかぶせ、強火にかける。
③沸騰したら塩をひとつまみ入れ、蓋を完全にかぶせる。
④弱火にしてガスマットを敷き、濡らしてかたく絞った付近を蓋の縁にかぶせ、蒸気穴を箸か専用の栓で塞ぐ。
⑤ 40 分火にかけたら火を止め、天地返しをして 15 ～ 20 分蒸らす。

第4章 「食」と料理

【基本の切り方】

名称	方法
ざく切り	食材の端から、形や大きさにこだわらずに切る。（3〜4cm程度が一口大）
輪切り	円筒形の食材の端から必要な厚さに切る。
半月切り	円筒形の食材を縦半分に切り、必要な厚さに切る。輪切りした食材を半分に切る。
いちょう切り	円筒形の食材を立て四つ割に切り、必要な厚さに切る。半月切りにした食材を半分に切る。
斜め切り	円筒形の食材を、斜めに包丁を入れて切る。
小口切り	細長い食材を適当な大きさに切り、横に揃えて薄く切る。
乱切り	食材を斜めに切り、切り口が上になるように食材を回して、また斜めに切る。これを繰り返す。
ささがき	円筒形の食材を、鉛筆を削る要領で小さくそぎ落とす。
そぎ切り	包丁を寝かせて手前側に引くように動かし、利き手を反対側から食材を削ぐように切る。
拍子切り	4〜5cm幅に切った食材の切り口を下にし、厚さ1cmに切る。切り口を下にして1cm角の棒状に切る。
短冊切り	4〜5cm幅に切った食材の切り口を下にし、厚さ1cmに切る。切り口を下にして薄く切る。
角切り	拍子切りにした食材を、小さな立方体に切る。角切りより小さく切ったものは「さいの目切り」
色紙切り	丸みを切り落とし、立方体にして食材を薄く切る。
千切り	薄く切った食材を重ねて、端から細かく切る。
みじん切り	千切りした食材を端から細かく刻む。

●●● お味噌汁の作り方 ●●●

●切干大根と甘い野菜のお味噌汁

【材料2人分】

・切干大根…10g ・キャベツ…80g ・玉ねぎ…50g
・昆布だし…1.5カップ ・麦味噌…大さじ1

【作り方】

① 切干大根は水で洗って戻しておく。長い場合は半分に切る。
② キャベツはざく切り、玉ねぎは1cm幅程度のくし切りにする。
③ 鍋に玉ねぎ、キャベツ、切干大根の順に重ね、静かに昆布だしを注ぐ。
④ 火にかけ、沸いたら弱火にし、蓋をして煮立てないように5分程煮る。
⑤ 野菜に火が通ったら、すり鉢に麦味噌と鍋から取った少量のだし汁を入れ、すりこ木ですり、味噌を溶かす。
⑥ 鍋の火を止めて、味噌を入れる。

●ポイント●

・切干大根は"だし"にもなる。
・食材を重ねて煮ることで旨味がでる。
・味噌をすり鉢ですることで、味噌の粒子が細かくなり、味がまろやかに旨味も感じやすくなる。

第4章 「食」と料理

【知って得する調理法】

ウォーターソテーを知ろう！

ウォーターソテーとは……
ウォーター（水）でソテー（炒める）する文字通りの調理法。

●ウォーターソテーのメリット

・加熱に使う水の節約
・加熱時間短縮（ガスの節約）
・調理時間短縮になる
・栄養素の損失を抑える
・とにかく簡単！

[ウォーターソテーの方法]
【用意するもの】
フライパン
浄水（50cc程度）、食材、塩

【方法】
①フライパンを強火で加熱する。
②熱くなったら水を入れ、手早く食材と塩を加えて炒める。
③食材の種類に合わせて加熱時間を調整。
　　水が足りない場合、適宜足す。
④冷ます必要がある場合、ザルに上げる。

●●● ウォーターソテーのおかず ●●●

●ブロッコリーと油揚げのサラダ

【材料2人分】

・ブロッコリー…100g　・にんじん…30g
・油揚げ…1/4枚　・芽ひじき…2.5g　・昆布だし…大さじ1
・松の実（ロースト）3g

（ドレッシング）

・ごま油…大さじ1/2　・しょうゆ……小さじ1/2
・白梅酢……小さじ1　・甜菜糖……小さじ1/3

【作り方】

① 油揚げは油抜きして5mm幅に切り、芽ひじきは洗い、昆布だしで戻しておく。
② ブロッコリーは食べやすい大きさに切る。
③ 人参は千切りする。
④ フライパンを強火で加熱する。
⑤ ブロッコリーをウォーターソテーする。（水は100cc程）色が変わってきたらフタをして1～2分蒸し焼きにする。
⑥ フタを取り人参と油揚げを加えて、サッと炒めたらザルにあげる。
⑦ ドレッシングの材料をボウルで良く混ぜ、松の実以外のすべての材料を和える。
⑧ 器に盛り、松の実を刻んで散らす。

第4章 「食」と料理

4 心をこめて料理する

　料理は調理ともいいます。言葉の意味を改めて見直してみましょう。

　「理」は「ことわり」とも読みます。つまり自然の流れに従った道理や条理、もっともなこと。食材そのものがもつ自然の「力」のことであるとも理解できます。

　「料」には、物ごとを成すために必要なものという意味があります。つまり「料理」とは、食材の力をいただくために必要な作業といえるでしょう。

　「調理」の「調」は「ととのえる」とも読みます。すなわち、必要なものを揃えてまとめること。「調理」とは、食材の力を調えて食膳に並べることなのです。

5 大切なのは見た目や味だけではない

　料理は、味や見た目の美しさも大切な要素です。しかし「食」は本来、人間が生命の源を取り込むこと。なによりも大切なのは、食材がもっている「力」や「理（ことわり）」をいただくことです。自分や家族の体調に気を配り、おいしく食事をいただけるよう、心を込めて料理することが大切です。

　どんなに豪華な食事でも、その人の環境や体調に合わない食べ物では、カラダの調子にズレが生じてしまいます。最初は小さなトラブルでも、やがてはさらなる体調の悪化や心理状態の悪化を招き、周囲を巻き込んで大きなトラブルに発展しまうことにもなりかねません。

6 悔い改めて「食い」改める

　今までの行いを反省することを「悔い改める」といいます。自然の力を気にせぬまま、無節操な「食」にまみれていては、人生に「悔い」を残してしまうことでしょう。

　これから食学を学び、正しい「食」と向き合い実践しようとしているみなさまは、まさに「食い」を改めることで、人生を豊かなものにしていきましょう。

Lesson 4 Shoku and Cooking
Check Test

食と料理

●下記の質問に○か×かで答えなさい。

料理に使う道具は、壊れやすいのでなるべく値段の安いものを使うべきである。（　　）

> 正解：×→できるだけ自然な素材のものを選ぶようにする。

包丁はシャープナーをつかって研いではいけない。（　　）

> 正解：×→ 砥石がおススメではあるが、手入れをすることが大切なのでシャープナーを使っても良い。

大根などの根菜類は土がついていて汚いので皮をむいていただくと良い。（　　）

> 正解：×→皮や実と皮の間に栄養素が豊富に含まれているので、皮ごといただくようにするとよい

●下記の（　）に入る言葉を答えなさい。

穀物が最初に触れる水は、（　①　）か（　②　）がよい。

> 正解：①ミネラルウォーター　②浄水器を通した水

●**下記の質問に○か×かで答えなさい。**

昆布と鰹節で一番出汁をとる場合、鍋に水と昆布を入れ完全に煮立ってから、昆布を取り出す。(　　)

正解：×→煮立つ直前に昆布を取り出す

基本的な調味料の「さしすせそ」の「そ」は「ソース」である。(　　)

正解：×→味噌

●**下記の(　)に入る言葉を答えなさい。**

玄米や白米を美味しく炊くためのポイントとして、冬なら(　③　)時間、夏なら(　④　)時間程度浸水させたほうが良い。

正解：③5　④1

薄く切った食材を重ねて、端から細かく切ることを(　⑤　)という。

正解：⑤千切り

Lesson 4 Shoku and Cooking
Check Test

●**下記の質問に◯か×かで答えなさい。**

円筒形の食材の端から必要な厚さに切る切り方を小口切りという。(　　)

> 正解：× →輪切り

味噌汁の作り方で、味噌をすり鉢ですることによって、味噌の粒子が壊れ旨味が半減する。(　　)

> 正解：× →味噌の粒子が細かくなり、味がまろやかに旨味も感じやすくなる

ウォーターソテーのメリットとして、栄養素の損出を抑えることが挙げられる。(　　)

> 正解：◯

ウォーターソテーの方法として初めにフライパンを弱火で加熱する。(　　)

> 正解：× →強火

料理を作る上で最も大切なことは、味や見た目、美しさである。(　　)

> 正解：× →何よりも大切なのは食材のもつ「力」や「理（ことわり）」をいただくこと

第5章
安全な食品の見分け方

Choose Safty Food

食学を実践するための基本的な食材選びとはどのようなもので何を基準にしているのでしょうか。安心な食品の選び方について学びましょう。

Lesson5 Choose saty foods

―第5章―
安全な食品の見分け方

1 「食」を選択する時代

正しい「食」の食材選び

　日常の食材を選ぶ際、「地産地消を意識しながら、オーガニックな食材を選ぶべき」であることは、食学を実践するための基本であると同時に、正しい「食」の大原則でもあります。

　こうした選択基準をもつことは、ときに「こだわり」と呼ばれます。ですが、よく考えてみましょう。自分や家族の健康を維持するために、質の良い食材を選ぶことはなにも特別な「こだわり」ではなく、人間として当然のことと言えるのではないでしょうか。

　たとえば食学では、玄米を主食として、無農薬で栽培された有機農産物（オーガニック野菜）を基本に、調味料なども伝統製法でつくられたものを優先して選ぶよう推奨しています。選ぶべき食材の条件を列挙すると、難しいことのようにも感じてしまいがちです。しかし、わかりやすくまとめてしまえば「カラダに良い野菜を選ぶ」という、とてもシンプルな真理が浮かびあがります。

自分を守るための基準を探す

　食べものは、消化吸収されて、わたしたち人間の「カラダ」の一部になっていきます。何を食べるかという選択が、自分や家族の健康を守るために重要なことはいうまでもありません。洪水のように世の中に渦巻く情報から、自分にとって大切な情報を嗅ぎ分けて、良い食材を選んでいくためには、消費者ひとりひとりが揺らぐことのない「基準」をもつ必要があるといえるでしょう。正しい「食」を学ぶことは、大切な選択基準を手に入れることでもあります。

　生命だけでなく、健康や人生の豊かさを維持する「食」を動物、つまり人間が「食べる」のは、生命を維持していくための行動です。たとえば、アフリカのサバンナで暮らす猛獣たちが、狩りをする時以外のほとんどの時間はゴロゴロと寝て過ごすように、生き物としての原点に立ち返ってみれば、食べることこそが人生そのものといえるかも知れません。さまざまな技術の進歩によって、人間はさまざまな「便利」を手に入れてきました。ところが、便利さは時として自然に流れに反した結果をもたらします。野菜が腐るのは自然の流れですが、人は食品添加物を加えることで、腐りにくい、あるいはほとんど腐らない野菜を作り出します。

　日本社会はとても豊かになりました。「何を食べるか」をことさら選ばなくても、普通に暮らしていれば最低限の生命を維持していくことはできるでしょう。しかし、食は人生、ライフスタイルそのものでもあります。健康で、豊かな人生を維持していくた

第5章　安全な食の見分け方

めに、「何を食べるか」を、消費者であるわたしたち自身が選ばなければいけない時代になっているのです。

2 有機農産物はカラダにいい？

有機農産物の意外なメリット

　ＩＦＣＡが推奨している有機農産物（オーガニック野菜）には、食べる人のカラダにいいという理由のほかにも、意外なメリットがあります。

●畑の健康を守る

　有機農産物は、国などが定めた厳しい基準に従って、農薬や化学肥料の使用を最小限に抑えて栽培されます。農薬などの「異物」が悪影響を及ぼすのは、人のカラダだけではありません。有機栽培でない場合、野菜が作られる畑も大量の農薬や化学肥料で痛めつけられているのです。マクロビオティックは、そもそも「自然の力を感謝していただく」ための考え方でもあります。汚れた土で作られた野菜からは、本来あるべき「自然の力」が失われてしまいます。そして、ひいてはその野菜を食べる人のパワーも損ねてしまうでしょう。

　農薬などを使ったほうが、目先の収穫量は上がるかも知れません。しかし、長い目で見れば、畑の健康を守り、自然の力にみなぎった野菜を作り続けることが、人の幸せにも結びつくのではな

いでしょうか。

●生態系の豊かさを守る

　気候風土に見合った有機農法が行われている畑や田んぼは、自然の一部として大切な役割を果たしています。かつて、農村の水田や周辺の水路には、ホタルにドジョウ、メダカ、ゲンゴロウといった小動物、さらにはコウノトリやトキといった野鳥たちが暮らしていました。

　ところが、高度経済成長の波とともに畑や田んぼには農薬や化学肥料が広まって、そうした生態系を破壊してきたのです。ご存知のように、日本ではトキもコウノトリも絶滅への道をたどり、メダカやゲンゴロウ、アメンボさえも環境省の『レッドデータブック』に記載されています。

　最近は社会的にも環境保護への気運が高まっています。外国産との交配を経たとはいえ、トキやコウノトリも狭い保護センターの網から放たれるといったうれしいニュースも耳にするようになりました。

　わたしたち消費者が、より自然に近い方法で栽培される有機農産物を選択することは、畑や田んぼの自然を守り、農村が育む豊かな生態系を守ることにも繋がるのです。

人間も自然の一部であるという自覚

　ＩＦＣＡでオーガニックを推奨するのは、自然の営みや摂理に畏敬の念をもち、人間もまた自然の一部であるという自覚をもって生きていくことを目指すからです。虫や魚、野鳥が暮らしていけない土地で、人間だけが健康に暮らしていけるはずはありません。食べものの「力」や「影響」は、人間の体の中に、知らず知らず、静かに降り積もっていくのです。

食材選びは生産者とのコミュニケーション

　日本では、農林水産省が有機食品の検査認証制度を設け、認定された事業者が生産した農産物や農産物加工食品には「有機ＪＡＳマーク」の表示を認めています。「有機ＪＡＳマーク」は、日本の消費者が安心して食べられる食材を選ぶための、わかりやすい基準のひとつといえるでしょう。

JASマーク

日本における有機農業は、欧米に比べて遅れているといわれることもありますが、国はもちろん、全国各地の農業生産者のみなさんは、意欲的にさまざまな取り組みを続けています。

「有機ＪＡＳマーク」はわかりやすい基準ではありますが、認定を受けるための条件が厳しく費用もかかります。そのため小規模な生産者のなかには、あえて認定は受けないものの、ナチュラルな堆肥を使って健全な土を作り、農薬や化学肥料の使用を抑えた有機農業に取り組んでいる方も少なくありません。

　有機農産物に関する国の制度は、まだまだ変容していくことでしょう。より理想的なシステムが日本に根付くよう促すために、わたしたち消費者ひとりひとりが、さらに有機農産物への理解を深め、正しい食材選びをしていくことが大切といえるのではないでしょうか。

値段だけではなく「信頼」を基準に選ぶ

　「有機ＪＡＳマーク」と同じように、環境と調和のとれた農業生産を推進するために認定しているマークのひとつに「エコファーマーマーク」があります。「持続性の高い農業生産方式（土づくり、化学肥料・化学農薬の低減を行う生産方式）を導入する計画をたて、都道府県知事の認定を受けた農業者」が表示できるマークで、「有機ＪＡＳマーク」の認定を受けるよりは基準が緩やかです。

> **エコファーマーマーク**
>
> 「エコファーマー」という言葉が象徴的なのは、作物そのものよりも、作り手が強調されていることです。わたしたち消費者が、店頭で野菜を選ぶときひたすら値段を基準にして選ぶのではなく、生産者や店の担当者を信頼できるかどうかを基準にすれば、農産物を供給する側の意識はさらに高まっていくはずです。食材選びは生産者とのコミュニケーションであるともいえるのです。もちろん、全ての食材の生産者を知ることは不可能でしょう。さまざまな表示や農産物そのものの表情から、生産者の思いを感じ取ろうとする気持ち（つまり、なおざりに選ばない姿勢や知識）が大切ということです。

調味料は、伝統と受け継がれた技の恵み

　食事で口に入れるのは玄米や野菜ばかりではありません。塩や味噌、しょう油などの調味料もまた、大切な「食」の一部です。正しい「食」では、料理で使う調味料にも特徴があります。できるだけ自然な、カラダに良い食材を選ぶという理念は、調味料でも変わりません。調味料の種類によって、気を配るべきポイントはいろいろとありますが、大原則は「伝統的な製法でつくられたものを選ぶ」ということになります。

　塩や味噌、しょう油などの調味料を、伝統あるナチュラルな製法でつくるのは、時間（ものによっては数年といったレベルで）や手間がかかります。そのため、化学的に薬品などを加えてつくられた調味料が少なくありません。

ナチュラルな調味料は自然の摂理から生まれる

　たとえば自然海塩は、きれいな海水を煮詰めて作られます。試しに、濃いめの塩水を鍋いっぱいに入れて煮詰めてみれば、自ら塩の結晶を取り出すことがいかに途方に暮れる作業か実感できるでしょう。

　味噌やしょう油は「発酵」によってつくられます。しかし「発酵」と「腐る」は紙一重。温度や湿度などの条件を、適切に見守る必要があるのです。日本人は、長年の経験で積み重ねた知恵とナチュラルな技術を活用して、おいしい調味料をつくり出してきたのです。伝統的な製法でつくられた調味料の味は、自然の営みに敬意をもった暮らしの知恵や、受け継がれた技の恵みといえます。

節度とまごころのある食生活を実践する

　ＩＦＣＡで推奨する料理は、和食、日本料理の原点でもあります。有機農産物を選び、伝統製法の調味料を使うのは、日本文化が内包する繊細さや節度、まごころに結びついているといえるでしょう。

　伝統的な日本料理で、食材を食べやすい大きさに切り揃えることも、料理を作る人の「まごころ」です。

　食材や料理、使う人の年齢や手の大きさによって、器を工夫することもまた、日本料理特有の配慮といえるでしょう。

　日本文化は節度を美徳とします。マクロビオティックの考え方も、日本文化がもつ美徳に基づいているといえます。つまり毎日

の食事は、日本人が長年積み重ねてきた、豊かな「文化」や「美徳」を味わうための行動でもあるのです。食学を学び、「節度」や「まごころ」を大切にした食生活を実践することは、世代を超えて受け継がれてきた文化を継承することであるといえるでしょう。

地産地消のすすめ

「地産地消」とは、地域で生産した作物を地域で消費することを示した略語。1980年代、農林水産省が「地域内食生活向上対策事業」を実施したことをきっかけに生まれた言葉といわれています。

ＩＦＣＡでは、食材選びの大切なポイントとして、地産地消を推奨しています。

自分が暮らす地域で採れた野菜を選べば「どこで誰が作った野菜なのか」といった、生産者とのコミュニケーションを深めやすいでしょう。長距離を輸送されることがないので、輸送のために大きなエネルギーを使うことがなくエコロジーです。さらに、採れてすぐに出荷され、店頭に並んだ野菜は、鮮度が高いというメリットがあります。

考えてみれば、伝統的でナチュラルな生活の中で、地産地消は当たり前のことでした。加工技術や輸送手段（冷蔵や冷凍輸送など）の発展によって、かつては手に入らなかった遠隔地の食材が手に入るようになりました。もちろん、そうした社会の進歩の恩恵にあずかることもあるでしょう。ですが、毎日の食生活に食学

を取り入れる上で、地域で採れたオーガニックな作物をいただくことは、とても大切なことなのです。

3 良い食材を手に入れるために

どこで買うかという選択肢も大切

　良い食材を手に入れるには、生産者から消費者であるわたしたちに農作物を届けてくれる「店選び」も大切です。良い食材を選ぶために信頼できる生産者を見極めるのが最善であるのと同じく、信頼できる店で買うべきといえるでしょう。

　食材の知識が豊富で信頼できる人がいる店で買うのが一番ですが、日本の現状としては青果店などの専門的な店舗が、大型スーパーマーケットやコンビニエンスストアの台頭で苦しんでいます。最近では、コンビニエンスストアでも安価な惣菜の品揃えを充実させるようになりました。スーパーマーケットやコンビニエンスストアの経営努力や、便利になることは否定できませんが、食学の理念に照らし合わせると、どこで採れた作物を使っているのかもよくわからず、向上で大量生産されるような食べ物はできるだけ避けるべきなのです。

便利さ、安さだけではない「努力」に目を向ける

　コンビニエンスストアの惣菜を例に考えてみると、こうしたサ

ービスを生み出してきたのは、わたしたち消費者のわがままだったとも言えます。便利さや安さだけに目を向ける消費者が世の中の主流だからこそ、大規模なチェーン展開をするコンビニなどが、便利さや安さに的を絞ったサービスを提供しているのです。もちろん、環境への意識の高まりなどによって、コンビニなどの商品やサービス形態にも、ナチュラルやオーガニックを標榜したものが存在しています。

　最近では、農作物の生産者がインターネットなどを活用して直接消費者に販売するケースも増えています。情報の選択肢が激増する中、消費者であるわたしたちも努力して、本当に信頼できる購入先（店や生産者）を知り、コミュニケーションすることが大切なのです。

トレーサビリティシステム

　近年、食材のラベルなどに生産者情報を表示するといった「トレーサビリティシステム」が導入され始めています。安心な食材を手に入れるためには有効なシステムですが、生産の現場では、導入しても思ったほどの効果がなく失望しているといった話も聞かれます。

　消費者であるわたしたちが、食べ物の安全や安心を提供するためのシステムを評価して活用することが、こうした流れをさらに大きくしていくことにつながるのだといえるでしょう。食学を学ぼうとするみなさんは、食の安全を積極的に支援する実践者となるべきです。

「思いやり基準」をもつ

　たとえば、あなた自身が農作物や調味料の生産者だと仮定してみてください。いくら法律の基準は守っていても、農薬や化学肥料まみれの野菜や、食品添加物（必ずしも有害なものばかりとは言い切れませんが）だらけの調味料を作ったとしたら、その食材を自分や家族がすすんで食べることができるでしょうか。当たり前の「思いやり」がある人間なら、「それはちょっと……」という思いを抱くはずです。

　消費者であるわたしたちが、家族への思いやりをもって食材を選べば、その思いやりは生産者にも伝わるはず（たとえば売上の向上という結果として）です。そして、消費者への思いやりをもった生産者が増えれば増えるほど、わたしたちの食の安心と安全も向上します。

　完全有機、完全無添加であることは理想ですが、現実の生活のなかでは、かならずしも理想通りとばかりにはいかないことも少なくありません。だからこそ、ＴＰＯや経済的なバランスをとりつつ、値段や便利さだけでない「思いやり基準」をもって食材を選ぶことが大切です。

Lesson 5 Choose Safty Foods
Check Test

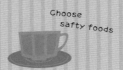

安全な食品の選び方

●下記の（　）に入る言葉を答えなさい。

有機農産物のメリットとして
カラダに良い、（　①　）の健康を守る、（　②　）の豊かさを守る、などが挙げられる。

> 正解：①畑　②生態系

「持続性の高い農業生産方式（土づくり、化学堆肥、化学農薬の低減を行う生産方式）を導入する計画をたて、都道府県知事の認定を受けた農業者」が表示できるマークに「（　③　）」というものがある。

> 正解：③エコファーマーマーク

食材ラベルなどに生産者情報を表示するといった「（　④　）」が導入され始め、安心な食材を手に入れるためには有効なシステムである。

> 正解：④トレーサビリティーシステム

食のおはなし❸

手作りのご飯でも添加物は
コンビニ食と同じ

　私達が普段、健康を意識し、手の込んだ手作りのご飯を作っていても、コンビニのお弁当と同じ位の食品添加物を知らず知らずの内に摂取してしまっています。

　なぜ、手作りなのにコンビニ食と同じなのか。
　その原因は「調味料」にあります。どのような調味料を選んで使っているのか。
　「質」に目を向けて調味料を選んでいかなければなりません。
　どのように作られ、どのようなもので作っているのか、ホンモノの調味料を選ぶことこそ、健康への第一歩となります。

第6章
食品業界の気になる話題

Topic of concern in the food industry

日本の食品を取り巻く現状はさまざまな問題を抱えています。正しい「食」を実践するための基礎知識として概要を把握しておきましょう。

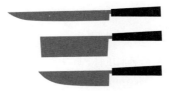

Lesson 6 Topic of concern in the food industry

―第6章―
食品業界の気になる話題

1 「食」の気になるキーワード

知らなければ、避けられない

　わたしたちが口にする日本の食品を取り巻く現状は、さまざまな問題点を抱えています。本当に理解するには専門的な知識が必要だったり、あまりにも複雑で消費者には実情がよくわからない問題も少なくありません。でも「知らない」「わからない」で立ち止まってしまうのは良くありません。

　正しい「食」を学び、実践していくための基礎知識として、まずは、どんな問題があるのかといった概要を把握しておきましょう。

●産地偽装

　生産地によって値段が違うブランド食材などで、産地を偽装して流通させる事件が頻繁に世間を騒がせます。ウナギなどで外国産を国産と偽るケースや、コメなどで高価なブランド食材に安価な食材を混入する手段も目立ちます。

　表示などの規制を強める傾向にありますが、最後の砦は生産者のモラルや消費者との信頼関係といえるでしょう。

●原材料偽装

　主に加工食品で、原材料を偽装するケース。牛ミンチ肉に豚肉が混入していた事件などが世の中を騒がせました。

　また、法的に「偽装」には当たらなくても、望ましくない原料を使用した加工食品は少なくありません。加工食品を購入する際は、表示をよく確認することが大切です。また、どんな原料で何が作られるのかといった知識に対する興味や好奇心をもつことも重要です。

●消費期限などの偽装

　これも主に加工食品で、消費期限が切れた食品のラベルを貼り換えて再出荷するなどの偽装手段。

　期限の表示には「消費期限」と「賞味期限」があります。消費期限とは、その期限まで食品衛生上の問題が生じないと認められるもの。賞味期限は、期待される品質を保持できる期限のことを示します。すべての加工食品には、商品の特性に合わせて必ずどちらかを表示するよう義務づけられています。

　産地から消費期限まで、食品にまつわる「偽装」はいろいろです。生鮮食品や加工食品ばかりでなく、菓子や飲食店における「偽装」が世間を騒がせる事例も後を絶ちません。

●食品添加物

　食品添加物は、加工食品の製造や、食品の味や色合い、鮮度などを保つことを目的にして使われます。添加物には天然のものと化学的に合成されたものの両方があり、いずれにしても日本国内では「食品衛生法」などによって安全の基準が厳しく定められています。

　添加物すべてが悪いというわけではありません。たとえば、豆腐は「にがり」という添加物を加えることでかたまります。また、コンニャクを固めるには石灰（水酸化カルシウム）を使用します。

　一方で、安価な原料で見栄の良い商品を作り、大きな利益を得るという、消費者の立場からみれば「不誠実」な目的で大量に添加物を使用した食品も数多く市場に存在しています。

●遺伝子組換え食品

　バイオテクノロジーによる遺伝子組換え技術によって生産された食品のこと。遺伝子を操作することで、除草剤を使用しても枯れない、害虫に強いといった作物が生み出されています。世界でも遺伝子組換えの先進国であるアメリカでは、すでに大豆やトウモロコシの多くが遺伝子組換え作物であるといわれています。

　収穫量増加などのメリットがある一方で、遺伝子というある意味で「神の領域」にまで踏み込んだ食べものを口にすることへの懸念があります。自然の摂理を重んじるマクロビオティックでは、遺伝子組換え食品はできるだけ避けることを推奨しています。

●放射線照射食品

殺菌や殺虫、あるいは保存や貯蔵の効率化を目的として、放射線を食品に照射する技術の開発も進んでいます。日本の現状では、貯蔵したジャガイモが春になって発芽するのを防ぐための放射線照射(北海道にある施設において)だけが認められています。

一方、放射線(核利用)への社会的な拒絶反応が緩やかな中国やアメリカなどの諸国では放射線照射食品が増加しています。

●ポストハーベスト農薬

「ハーベスト」とは英語で「収穫」を意味します。ポストハーベスト農薬とは、農産物の収穫後に使用される、防虫、殺虫、防カビなどを目的とした農薬(化学薬品)のこと。

とくに輸入作物では、日本国内で使用が認められていない薬品が使用されていることがあります。また、栽培中に使用する農薬とは違い、出荷される作物に直接薬品をかけたりするために、残留濃度が高いことが気になります。

安易に輸入食品に頼ることのリスクを象徴する問題といえそうです。

第6章 食品業界の気になる話題

2 知っておきたい「食」の現実

「食」を取り巻く実情を知る

　次は、より具体的にわたしたちの「食」を取り巻くさまざまな実情に目を向けてみます。「食」は人が生きていく上で欠かせないものだけに、実に多様な問題を抱えているのです。正しい「食」を学び、実践していくためにも、現状の問題点を理解しておきましょう。

違法ではなくても「不誠実」を感じる現実

　市場に流通している食材は、さまざまな法律などの規制で「安全」を保証されているはずです。ところが違法ではないものの、健全な消費者としては疑問を感じる「不誠実」な食材が世の中に出回っているのが現実です。こうした食材をどう選ぶかは、消費者の判断に委ねられています。

●シシャモはカペリン？

　シシャモ（柳葉魚）は、サケ目キュウリウオ科シシャモ属。北海道の太平洋沿岸地方、水深120mよりも浅い限られた場所にしか分布していない日本固有の魚です。サケやマスのように、海で成長し、川（淡水）で産卵する回遊魚で、例年、秋の十勝地方沿岸の港ではシシャモ漁が賑わいます。

　スーパーなどでは安価で人気のシシャモですが、実は、北海道

で水揚げされる国産シシャモは高級魚。日本全国で流通している「シシャモ」の90％以上は、輸入された「カペリン（カラフトシシャモともよばれる）」という別の魚なのです。

見分け方のポイントはウロコの大きさ。国産のシシャモは、カラフトシシャモに比べてウロコが大きくはっきりとしています。もちろん食味も異なり、本物のシシャモはしっかりとした白身魚のうまみがあります。

※マクロビオティックの食事では、週に数回程度は魚を食べることもよいとされています。

●「代用魚」を見分けるのは、消費者の「常識」

シシャモと同様に、安価で提供される寿司のネタには「代用魚」が使われていることがあります。具体例を挙げてみましょう。

赤貝
＜代用＞サルボウ貝

赤貝と同じ「フネガイ科」に属する。見た目は似ているが、殻の隆起の本数が違うので見分けられる。地方によって「小赤」と呼ばれており、流通量が多く値段は安い。

アワビ
＜代用＞ロコ貝

チリなど南米産の貝。種類は異なるが食感がアワビに似ていて安価。チリアワビと表示されていることもある。

タラバガニ
＜代用＞アブラガニ

茹でる前は全体にやや青みがかった色で、ブルーキングクラブとも呼ばれる。食味もタラバガニ（レッドキングクラブ）と遜色ないが、旬の時期が異なり値段は安い。

　まだまだ、挙げていけばきりがないほどです。もちろん高価な食材の代わりに、食味の近い食材を活用するのは悪いことではありません。上に挙げた代用魚も、それぞれとてもおいしい食材です。

　とはいえ、たとえば安価な寿司を提供する店で、ロコ貝を「アワビ」と表示してある現実には、食品偽装に近い不誠実を感じてしまいます。でも、日本の現状では「こんな値段でアワビが食べられるはずがない」ということは常識なので、安価な店で高級食材が代用品であることを明確に告知しなくても、法的にはあまり問題がないとされています。

　つまり、代用魚を本物だと信じて食べるのは、消費者の側に「常識」がないということになってしまうのです。

便利さや安さを追求した現実

便利さや安さだけを追求することで、「食」のあり方も変容してきました。特に、食品添加物の発展と普及による「ものまね」食品は、本物を駆逐する勢いで普及しています。食学の理想からすると、そうした食品を口にするのは避けるべきです。また、潔癖に回避するのは困難であっても、TPOで使い分けたり、現実を知った上でコントロールするバランス感覚をもつことが大切です。

いずれにしても、どんな「現実」が存在するのかを知ることは、健全な食生活を維持していくために不可欠な知識といえるでしょう。

●さまざまな「ものまね食品」

本来はつくるのに手間がかかったり、高価な食品の代用として開発されたもの。安価なのはひとつの価値ではありますが、本物にしかない価値を知ることが大切です。

> みりん風調味料

本物のみりん、いわゆる「本みりん」は、もち米などを原料に醸造されて、約14％前後のアルコールを含んでいます。かつては、みりんの販売には酒類販売業の免許が必要(現在は規制緩和によって、みりんの販売免許取得が容易になっています)でした。酒税もかかります。

そこで、酒税を回避して、安価に「みりんのような」風味を出

すために開発されたのが「みりん風調味料」です。糖類（ブドウ糖や水あめ）にグルタミン酸や香料を混ぜてつくられ、アルコール分は1％未満なので酒税はかかりません。

　また、みりんだけでなく、しょう油や塩など、わたしたちが日常的に使用する基本的な調味料には巧妙な「ものまね食品」が存在しています。

ネギトロ

　ネギトロは寿司店で人気のネタでもあります。本来はマグロの中落ちや、刺身にできないトロを細かくしてネギと合わせた食べ物のはずです。ところが、安価で世の中に流通している「ネギトロ」の多くは、トロではない身にショートニングと呼ばれる植物性油脂や乳化剤などの添加物を混ぜて作られた、「ネギトロのような」食べ物というのが現実。なかには、マグロを使っていないネギトロもあるようです。

マツタケ風お吸い物

　マツタケは日本の秋を代表する高級食材です。人工栽培ができないことや、マツタケが育つ山の荒廃で、近年、ますますその価値は高まっています。

　インスタント食品などにある「マツタケ風」の食品には、当然、本物のマツタケは使用されていません。エタノールに「マツタケオール」や「桂皮酸メチル」など化学的に合成された物質を加えてつくられた「マツタケエッセンス」を使えば、マツタケに似た独特の香りが再現できます。

食品添加物を多用した食品の現実

　食品添加物は、さまざまな『ハリボテ食品』を生み出しています。ハリボテとは、安い材料をつなぎ合わせたりして、見た目をとりつくろった食品ということです。そのバリエーションは驚くほど豊富。いくつかの具体例を確認しておきましょう。

成型牛肉

　何頭もの牛のさまざまな部位の安価な肉を集め、食品添加物などを加えて圧着します。さまざまな方法があり、この方法はすでに広く普及しています。

　また、市販されている安価な肉団子（ミートボール）には、通常食べない肉を集め、大量の添加物によって練り固めたものがあります。

ハム

　原料となる豚肉に食品添加物の液を加え、大幅に増量して作られたハムが、本物のハムよりも格段に安い値段で店頭に並べられています。

　また、肉を増量してはいなくても、ハムは多くの食品添加物が使われやすい食品です。購入時には原材料などの表示を確認してみましょう。

コメ

　安売り店などでは『新米』として売られていても、古米と混合されていることがあります。また、安価で入手できる古米や古々米に、うまみ成分や粘りを増すための食品添加物を使用して、新米に近い食味を出すなど、加工されたコメが使われている食品も少なくありません。

カット野菜

　あらかじめカットして店頭に並べられた野菜にも、ほとんどの場合、食品添加物が使用されています。使われるのは消毒のための薬剤や、変色や酸化を防ぐ薬剤、防腐剤など。見た目は良くても、野菜が本来もっている栄養素はかなり損なわれているといえます。

明太子

　デリケートな原料であるタラコを加工してつくられている明太子も、大量の食品添加物が使用されていることが多い食品です。とくに、化学調味料の使用量が多い食品だといわれています。

食品添加物表示の現実

　加工食品などは、使用した食品添加物を表示しますが、実際に使った物質の名前を完全に確認できるものではありません。わかりやすく表示するために工夫されたことともいえますが、消費者として、その仕組みの概要を知っておくことも大切です。

　食品添加物には、科学的に製造されるものばかりではなく、天然原料由来の物質もあります。安易に『食品添加物＝有害』と考えるのではなく、幅広い知識を身につけるように心がけましょう。

●別名による表示

　使用した食品添加物は、原則として物質名を表示します。しかし、正式な化学物質名では逆にわかりにくくなる場合もあるため、食品衛生法では添加物の一部に、簡略名や類別名を定めて、使用してもよいとされています。

●用途名を併記した表示

　甘味料、着色料、保存料、増粘剤(安定剤)、酸化防止剤、発色剤、漂白剤、防かび剤などについては、消費者が選択する基準とするためなどの目的で、物質名と用途を併せて表記することになっています。

```
例)
酸化防止剤…L‐アスコルビン酸（V.C）
防カビ剤…オルトフェニルフェノール（OPP）
着色料…食用黄色4号（黄4）
人工甘味料…サッカリンナトリウム（サッカリンNa）
```

表示の例

添加物名	類別名・簡略名
L-アスコルビン酸(ビタミンC)	ビタミンC、V.C
グリセリン(グリセロール)	
食用赤色二号(アマランス)	赤色2号、赤2
水酸化カルシウム(消石灰)	水酸化Ca
炭酸水素ナトリウム(重炭酸ナトリウム)	炭酸水素Na、重炭酸Na、重曹
二酸化ケイ素(シリカゲル)	酸化ケイ素
ビタミンA(レチノール)	V.A
硫酸アルミニウムカリウム(ミョウバン)	カリミョウバン、ミョウバン

● 一括表示

　同じ目的(14種類の用途が定められています)で複数の添加物を使用する場合、一括して表示することが認められています。難しい物質名が数多く並ぶより分かりやすい一方で、添加物には複合的な働きをする物質も多いため、ある種の『隠れ蓑』として一括表示が使われたり、添加物の使用量を増やしてしまう懸念があります。

一括表示の例

一括名(表示名)	添加物の例
イーストフード	塩化アンモニウム、塩化マグネシウム、グルコン酸カリウム
ガムベース	エステルガム、グリセリン脂肪酸エステル、酢酸ビニル樹脂
かんすい	炭酸カリウム(無水)、炭酸ナトリウム、炭酸水素ナトリウム
苦味料	イソアルファ苦味酸、カフェイン(抽出物)、ホップ抽出物
酵素	アガラーゼ、アクチニジン、アクロモペプチダーゼ
光沢剤	オウリキュウリロウ、カルナウバロウ、カンデリラロウ
香料	アセト酢酸エチル、アセトフェノン
酸味料	アジピン酸、クエン酸、クエン酸三ナトリウム
軟化剤	グリセリン、プロピレングリコール、ソルビトール
調味料(成分に応じて種類を表示)	L-アスパラギン酸ナトリウム、クエン酸カルシウム、塩化カリウム
凝固剤	塩化カルシウム、塩化マグネシウム、グルコノデルタラクトン
乳化剤	グリセリン脂肪酸エステル、ショ糖脂肪酸エステル
pH調整剤	アジピン酸、クエン酸、クエン酸三ナトリウム
ベーキングパウダー	アジピン酸、L-アスコルビン酸、塩化アンモニウム

※出典:食品衛生法施行規則別表第一

●表示の免除

食品衛生法では、加工食品に使用した食品添加物の表示を義務づけていますが、次のような5つの場合には、食品添加物の表示が免除されています。

〈1〉栄養補助剤

栄養強化の目的で使用されるビタミン類、ミネラル類、アミノ酸類。ただし、栄養強化目的で使用した添加物でも、JAS法に基づく個別の品質表示基準で表示義務のあるものについては表示が必要。

〈2〉加工助剤

食品の加工の際に添加されるもので次の3つに該当する場合。

① 食品の完成前に除去されるもの。→カット野菜の加工前に使われる殺菌剤など。
② 最終的に食品に通常含まれる成分と同じになり、かつ、その成分量を増加させるものでないもの。
　→ビールの原料水質を調整するための炭酸マグネシウムなど。
③ 最終的に食品中にごくわずかな量しか存在せず、その食品に影響を及ぼさないもの。→ミカンの缶詰の製造過程で、実の皮を除去するために使用される塩酸や中和するためのカセイソーダなど。

〈3〉キャリーオーバー

　食品の原材料の製造や加工の過程で添加物が使用されているもの。ただし、その食品の製造過程では使用されないもので、最終食品に効果が発揮することができる量より明らかに少ない場合に限られます。添加物を含む原材料が原型の存在する場合や、着色料、甘味料等のように、添加物の効果が視覚、味覚等の五感に感知できる場合は、キャリーオーバーにはなりません。

※キャリーオーバーの表示免除の例→焼き肉のたれをつくるのに、添加物を含むしょう油風調味料を使用した場合。
※キャリーオーバーの表示免除にならない例→発色剤を使用したハムをポテトサラダに入れた場合、ハムはそのまま原型や色をとどめているのでキャリーオーバーにはなりません。

〈4〉バラ売りの食品

個別に包装せず、店頭でバラ売りをする食品については、食品衛生法上の表示の義務がありません。店内で製造されて販売される惣菜や、レストランの料理(メニュー)なども同様です。

〈5〉小包装食品

パッケージの表示面積が狭く(30㎠以下)、表示することが困難な場合。

『食』の現実との付き合い方

IFCAでは、オーガニックで新鮮な旬の農作物を日常的に食べるように推奨しています。正しく食の知識とスキルを学び、実践することは、食品を取り巻く数多くの問題から、自分や家族を守ることにもつながります。

食品添加物の多くは、あまり耳なじみのない化学物質の名前です。そのすべてを覚え、理解して、害のないものだけを選ぶなどということは、一消費者にできることではありません。大切なのは、自分の食生活に明確な指針をもち、さまざまなリスクをコントロールしていくことです。たとえば、食品を買うときには必ず裏面の成分表示を確認し、できるだけナチュラルでオーガニックなものを選ぶことを習慣にするだけで、食生活は大きく変わっていくはずです。

『食』への気配りを心がける

　一方、食品添加物には食材が傷むのを防いだり、腐らないように保つ働きがあることも忘れてはいないでしょうか。正しい『食』を実践し、できるだけ無添加食品を選ぶということは、こうした食品添加物の恩恵の傘からはみ出すことを意味します。

　地産地消を心がけ、できるだけ新鮮な旬の作物を選び、適切に管理、料理する知恵や技術は、安心な食生活を実践していくために必要なのです。

　正しい食生活の実践は、現代的な習慣や便利さにまみれた『食』をひたすらに回避するネガティブな行動ではありません。自然の恵みをいただくために、その力の存在を正しく理解して実践するポジティブな知恵と技術です。今まで以上に自分の『食』に気を配ることを心がけましょう。

[**食品安全基本法**]

　食品の安全を脅かす事件の頻発などを受け、日本では2003年に『食品安全基本法』が制定されました。内閣府では『食品安全委員会』を設置して、食品を取り巻くリスクの評価や、その悪影響を抑えるための取組みを行なっています。

　また、食品安全委員会では、国民からの食品安全に関する質問や意見を受け付けるため、『食の安全ダイヤル』という電話窓口を設けています。

食のおはなし ❹

カラダが欲する食事の組み合わせ

　現代の日本人の食生活は昔と比べて、肉や魚、濃い味付けのもの、揚げ物、塩気のあるものを好む傾向にあります。
　これらにはカラダを陽性に傾ける作用を持っており、カラダを温める作用があります。

　しかしこれらを摂った後、私たちのカラダが欲する食べ物が、陽性とは逆の陰性さをもった食材です。

　陰性さが強い食材の代表的な食べ物は、砂糖・コーヒー・お酒などがありこれらはカラダを冷やしてしまう原因の一つです。今の現代の食生活は陰と陽のバランスで支配されていると言っても過言ではありません。

　私たちが思う以上に私たちのカラダはとても欲するものに正直なのです。
　カラダが喜ぶ組み合わせを考えていきましょう。

Lesson 6 Topic of concern in the food industry
Check Test

食品業界の気になる話題

●下記の（　）に入る言葉を答えなさい。

「（　①　）」とはその期限まで食品衛生上の問題がないと認められるもの。「（　②　）」は期待される品質を保持できる期限のことを指す。すべての加工品食品には、商品の特性に合わせて必ずどちらかを表示するよう義務付けられている。

> 正解：①消費期限　②賞味期限

食品添加物は（　③　）や（　④　）（　⑤　）を保つことを目的として使われる。

> 正解：③加工食品の製造　④食品の色や色合い　⑤鮮度

●下記の質問に○か×かで答えなさい。

添加物には化学的に合成されたものしかない。（　　）

> 正解：×→天然のものと化学的に合成されたものがある

●下記の（　）に入る言葉を答えなさい。

（　⑥　）とはバイオテクノロジーによる遺伝子組み換え技術によって生産された食品の事。

> 正解：⑥遺伝子組み換え食品

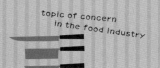

遺伝子組み換えの先進国であるアメリカでは、すでに（ ⑦ ）や（ ⑧ ）の多くが遺伝子組み換え作物であると言われている。

正解：⑦大豆　⑧とうもろこし

殺菌や殺虫、保存や貯蔵の効率化を目的として、（ ⑨ ）を食品に照射する技術の開発も進んでいる。日本では貯蔵した（ ⑩ ）のみ認められている。

正解：⑨放射線　⑩じゃがいも

ポストハーベスト農薬とは、農産物の収穫後に使用される（ ⑪ ）（ ⑫ ）（ ⑬ ）などを目的とした農薬（化学薬品）の事。

正解：⑪防虫　⑫殺虫　⑬防カビ

●下記の食品添加物−簡略名−用途の組み合わせに○か×で答えなさい。

食品添加物 ― 簡略名 ― 用途
⑭ L−アスコルビン酸―VC―保存料（　　）
⑮食用黄色4号―黄4―着色料（　　）
⑯オルトフェニフフェノール―OPP―漂白剤（　　）

Lesson 6 Topic of concern in the food industry
Check Test

⑰サッカリンナトリウム―サッカリンＮａ―安定剤（　　）

正解：⑭×→酸化防止剤　⑮○　⑯×→防カビ剤　⑰×→人工甘味料

●下記の（　）に入る言葉を答えなさい。

食品衛生法では加工食品に使用した食品添加物の表示を義務付けているが、（　⑱　）（　⑲　）（　⑳　）、ばら売りの食品、小包装食品の場合には表示が免除されている。

正解：⑱栄養補助剤　⑲加工助剤　⑳キャリーオーバー

第7章
マクロビオティックとは

Talk about Macrobiotic

健全で豊かなライフスタイルを実現するために必要な技術のひとつとして、世界が認めた日本の知恵でもあるマクロビオティックについて学びましょう。

Talk about Macrobiotic

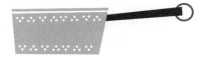

Lesson 7 Talk about Macrobiotic

—第7章—
マクロビオティックとは

1 マクロビオティックは世界が認めた日本の知恵

マクロビオティックとは

　マクロビオティックは明治時代の医師であった石塚左玄という人物が提唱した『食養学』をその原点とする理論です。石塚左玄の食養学は、現代栄養学などと併せて、広い視野から食育を考える『食学』においても大切な考え方です。

　現在、マクロビオティックは世界に広く普及しています。療法や思想的な部分が強調されていることもありますが、そもそも、マクロビオティックは『食養学』を欧米に普及するために命名されたプロモーションネームであり、食養学を海外の方にわかりやすく説明するためにアレンジされた理論であるといわれています。現代人に必要な『食』を考える『食学』では、マクロビオティックもまた、健全で豊かなライフスタイルを実現するために必要な知識や技術のひとつと考えています。

[マクロビオティックの語意]

マクロビオティックを英語で表記すると『MACROBIOTIC』で、『MACRO(大きい)』と『Bio(生命)』、『Tic(術)』を合わせて生まれた言葉です。

すでに欧米でもマクロビオティックは普及しているので、『正しい食生活を送り、宇宙的な生命観に基づくライフスタイル』であること。『健康なライフスタイルや長寿を実現するための食事法』といった意味で、世界の共通語となっています。

マクロビオティックが目指すこと

マクロビオティックは、健康で豊かなライフスタイルを実現するための『方法』であると同時に、地球や宇宙との調和を目指す考え方です。

思想的な側面は、正しい『食』やマクロビオティックの学習と実践を進めていくなかで、自然と体感し、理解できていくものですから、最初から強く意識しすぎる必要はなしでしょう。ですが、マクロビオティックが単なる方法論にとどまる世界ではないことを、食学を学ぶ上であらかじめ知っておきましょう。

正しい『食』が健康の源

マクロビオティックでは、食材の選びから料理、食べ方や作法にいたるまで、明確な規範を示します。正しい『食』は、その人の健康や美しさ、人生の豊かさに結びつくばかりではありません。たとえば、有機農作物の栽培が健康な土(大地)を育むように、ひいては地球全体の健康につながっていくのです。

ほんとうの優しさを導いてくれる生き方

受け継がれた伝統を大切にして、自然の恵みに感謝して『いただく』という食生活を目指すのがマクロビオティックです。こうしたライフスタイルは、穏やかな心を育み、自分を取り巻く自然や生きとし生けるものすべてに対する感謝と親愛の情を育てます。マクロビオティックは、本当の優しさを教えてくれる生き方でもあるのです。

平和で豊かな世界を実現する

正しい『食』を実践することで、自然と自分の繋がりを実感します。宇宙、地球、そして人間という存在への意識の芽生えは、差別や偏見、戦争や暴力の空しさに気付かせてくれます。平和で豊かな一つの世界を実現するために、ひとりひとりが大切な役割を果たすことに気付かせてくれるのも、マクロビオティックの大きな魅力です。

マクロビオティックの利点

　大きな視野に立った目標は、個人の力だけでは実現が難しいテーマでもあります。もちろん、個人のレベルでも、マクロビオティックを実践することで、すぐにでも体感できる『利点』がいろいろあります。

●小食でも満足できる

　正しい『食』を考えるとき、食べる量に気を配ることが大切です。マクロビオティックでは、腹八分目を推奨しています。現代栄養学などによる『栄養所要量』などの基準とは異なり、マクロビオティックが示す『腹八分目』はとても主観的な基準です。だからこそ、人がそれぞれをコントロールすることにより、『たる(足)を知る』という生き方を感じ取ることができるのです。

　マクロビオティックでは玄米を主食とします。また、ひと口ごとに、最低でも30回以上、良く噛んで食べることを推奨しています。自然の『力』を蓄えた玄米や野菜をよく噛んでいただくと、食べる量は少なくても、満足感が高いことに気が付くでしょう。

　欲望のおもむくままに、ひたすら『満たす』のではなく、適切な量の食事で『たるを知る』ことが、ライフスタイルを向上させるための第一歩です。

●よく噛むことは人生に良い

　条件に見合った質の良い食材を使って、腹八分目を守り、よく噛んで食べること。マクロビオティックが標榜する正しい『食』のあり方は、人間が自然の摂理に従って生きていくための道理にかなっています。よく噛むことは、それだけでひとつの健康法としても語られています。噛むことで唾液の分泌を促進し、消化を助けたり、免疫力を高める効果があるとされているからです。また、よく噛んで食べると血糖値が上昇して満腹中枢が刺激され、少しの量でも満腹感を得やすい利点があります。つまり、体重を健康的にコントロールするためにも、よく噛んで食べることが大切なのです。

　さらに、噛んで顔の筋肉が鍛えられることによる小顔効果。唾液による虫歯予防効果。脳への血液を増進して集中力などを高めたり老化を予防すること。あるいは副交感神経の働きによるリラックス効果など、よく噛むことは良いことずくめ。マクロビオティックを実践することが人生にさまざまな好影響を与えてくれる、象徴的なおこないといえるでしょう。

●生き方がエコロジーになる

　マクロビオティックの食事では、基本的に肉料理は控えます(オプションとして月に一回程度いただくことはかまいません)。肉料理を作ると、どうしても調理器具や食器に油脂がこびりついて後片付けが大変になります。ですが、マクロビオティックの食事は野菜中心で、シンプルな味付けの料理が主体なので、後片付け

が楽になるのです。

　野菜も皮ごといただくのが基本。また、オーガニックな食材を選ぶので、結果的に生ゴミや商品パッケージのゴミも少なくなる傾向があります。地産地消を実践すれば、食材の輸送でロスするエネルギーを減らし、フードマイレージの削減にも貢献できます。さまざまな部分でエコロジーなライフスタイルを実践できるのも、マクロビオティックの利点です。

マクロビオティックの常識

●自然の『力』をそのままいただく

　マクロビオティックでやるべきこと、推奨されている考え方は、とてもシンプルであるといえます。自分が暮らす土地で採れた旬の自然の恵みを、できるだけ丸ごといただくこと。

　自然の『力』をそのままカラダに取り入れるのが、マクロビオティックの大原則なのです。正しい『食』を学んでいくために、マクロビオティックの常識的な方法について整理しておきましょう。

食材についての常識

●主食は玄米

　主食は玄米。あるいは、大麦、あわ、きび、ひえ、トウモロコシなどの『全粒穀物（ぜんりゅうこくもつ）』とすることが原則です。全粒穀物とは、果皮、種皮、胚、などの生命力に関する部分を残した穀物のこと。たとえば、玄米は適度な水や温度を与えると、発芽する力をもっています。

　英語では『WholeGrain（ホールグレイン）』と呼ばれていて、全粒穀物を日常的に食べることが生活習慣病などのリスクを減らすということは、世界のさまざまな研究機関で報告されています。

●おかず（副食）の量は控えめに

　食事の主役はあくまでも主食の玄米です。おかずの量は原則として主食との比例を『7：3』や『6：4』にすることを目安に、シンプルな食事を心がけます。

●おかずは野菜と豆を中心に

　玄米のほか、おかずでいただく食材の中心は野菜とします。また、豆や豆腐などの豆製品も野菜の半分程度を目安に食べましょう。海草も毎日少しずついただくのがおすすめです。野菜や海草を、漬物やふりかけなどの工夫した料理にしておいて、毎日少しずついただくようにすれば、食膳のバリエーションも広がります。

食材の選択基準は『身土不二』の理念が基本

『身土不二』は、人間は自然の一部であるとする、マクロビオティックの大原則といえる考え方です。つまり、野菜などの食材を選ぶ基準は、自分が生きる土地で、有機栽培された、気候風土に応じた旬の恵みを選ぶことが基本となります。また、調味料などは伝統的な製法でつくられたものを選びます。

食品添加物を多く使用したものや遺伝子組み換え植物など、不自然な食材はできるだけ避けるのがマクロビオティックの基本的な考え方です。

ただし、こうした理想を完璧に実践するのは、現代社会ではなかなか難しいことでもあります。マクロビオティックの理想は、あくまでも指針です。その意味するところを正しく理解しつつ、実際の生活のなかで柔軟に取り入れていくバランス感覚をもちましょう。

料理についての常識

●『一物全体』の理念で、丸ごといただく

食材は生き物です。機械のように部分と部分をつなぎあわせても、全体としての本来の『力』は宿りません。食事は食材の力を自分のカラダに取り入れる行いですから、できるだけ丸ごと、全体をいただくべきであるというのが『一物全体』の理念です。

通常の料理では野菜の皮や葉を取り除いてしまいがちです。マクロビオティックでは、できるだけ食材を丸ごと料理して『いた

だく』のが基本です。ニンジンやナス、カボチャなど、皮をむかずに丸ごといただきましょう。

　また、野菜を煮るときに茹でこぼさないように気を配り、できるだけ灰汁(あく)も捨てないようにします。もちろん、タケノコや山菜など、あまりにも灰汁が多いものはこの限りではありませんし、クリの実まで皮ごと食べるということではありません。日本の伝統的な『食』においても、大豆から豆腐を作ったり、イモからコンニャクを作るなど、食材の『部分』や添加物を有効に活用する知恵が活用されてきました。知識と知恵、常識のものさしをもちながら、マクロビオティックを実践していきましょう。

●『陰陽』の調和に気を配りながら献立を考える

　マクロビオティックの原点である『食養学』は、日本の伝統的な食事と東洋医学を研究し、融合した理念を持っています。東洋医学などで重要な役割を果たす『陰陽』は、食養学の基軸となる考え方で、食学やマクロビオティックでも大切な要素のひとつです。

　食材や料理法など、あらゆるものごとがもっている『陰』と『陽』のバランスを考えながら、季節や体調に合わせた献立づくりができるようになることが、マクロビオティックを学ぶなかでの大きな目標となります。まずは、食材やものごとの『陰陽』を理解し、活用することを心がけましょう。

第7章 マクロビオティックとは

●心を込めて料理を作る

　『命は食にあり』。食養学の祖である石塚左玄は、正しい『食』のあり方として『食物至上論』を挙げています。食事は自然の力をカラダの中にいただくためのものであり、ただ欲望を満たすものではないということです。自然の恵みに感謝して、食べる人の体調などに配慮して理にかなった献立を作ること。マクロビオティックでは、さまざまな気配りをして、心を込めて料理を作ることが大切です。

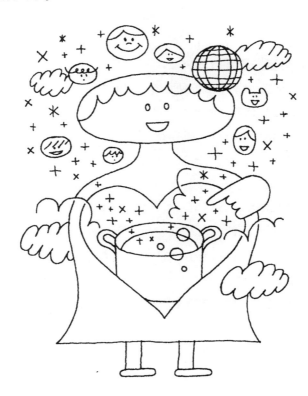

食事についての常識

●よく噛んでいただく

『マクロビオティックの利点』でも説明したように、よく噛むことはカラダにとって素晴らしいことです。人間の歯は、臼歯が適度に発達しています。また、人間の唾液になかにアミラーゼというでんぷん分解酵素をもっています。こうした事実は、人間がもともと穀物を主食とすることを裏付ける科学的な根拠であるともいわれています。玄米(全粒穀物)をよく噛んでいただくことは、人間にとって理にかなった食事のあり方なのです。

●腹八分目を心がける

人がみな欲望のままに行動すると、世の中はどうなってしまうでしょう。常に満腹を求めるのは、人間の内に潜む弱い心の誘惑です。いつも満腹だけを求めるような享楽的な食生活を続けると、人間は肥満して、健康を害してしまいます。

『腹八分目は医者いらず』という諺があるように、節度を心がけた食生活は健康に寄与することを、日本人は健康的に感じ取っていたのです。セルフコントロールは、人が豊かに生きるために不可欠な『知性』ともいえるでしょう。ただしい『食』のあり方を守ること、そしてマクロビオティックを実践する中で、『たる(足る)を知る』という知性を磨くことが大切です。

●感謝していただく

　自然の力に満ちた玄米や野菜を育てるのは、長い月日、精魂込めて栽培することが必要です。ただしい『食』の理念に見合った食事は、作る人の心がこもっています。食事は自然の力をカラダに取り込むだけでなく、そうした人々の想いを受け止めることでもあるのです。

　日本で受け継がれてきた伝統的な食事の作法は、自然や人への感謝が規範になっています。『いただきます』という言葉は、感謝の気持ちを表現する象徴といえるでしょう。便利さや安さを追求した社会の発展が食材の入手や料理の手間を容易にしたせいで、わたしたちは毎日の食事への感謝の気持ちを忘れがちです。しかし、人間本来のあり方を考えれば、『食』をなおざりにすることが、人間の健康にリスクが大きいことに気付きます。

　食事をいただく時に、姿勢を正し、きちんと『いただきます』という感謝の気持ちをもって箸を付けることが大切です。

Lesson 7 Talk about Macrobiotic
Check Test

マクロビオティックとは

●下記の（　）に入る言葉を答えなさい。

マクロビオティックとは明治時代の医師であった（　①　）という人物が提唱した（　②　）をその原点とする理論である。

正解：①石塚左玄　②食養学

マクロビオティックは、健康で豊かなライフスタイルを実現するための『方法』であると同時に、（　③　）や（　④　）との調和を目指す考え方である。

正解：③地球　④宇宙

マクロビオティックでは（　⑤　）を主食とし、一口ごとに最低でも（　⑥　）回以上よく（　⑦　）でいただくことを推奨している。
自然の『力』を蓄えた玄米や野菜をよく噛んでいただくと、食べる量はすくなくても、満足感は高い。よく噛むことは（　⑧　）の分泌を促進し（　⑨　）を助けたり、免疫力を高める効果があるとされる。

正解：⑤玄米　⑥30　⑦噛ん　⑧唾液　⑨消化

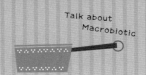
Talk about Macrobiotic

マクロビオティックの食事では基本的に（ ⑩ ）は控え、野菜中心でシンプルな味付けの料理が主体なので（ ⑪ ）が楽になる。

正解：⑩肉　⑪後片付け

野菜も（ ⑫ ）いただくことが基本なので、生ごみの量が（ ⑬ ）。また、地産地消を実践すれば（ ⑭ ）の削減にも貢献できる。
このようにさまざまなエコロジーなライフスタイルを実践できるのも利点である。

正解：⑫皮ごと　⑬減る　⑭フードマイレージ

マクロビオティックでは食事の主役はあくまでも主食の（ ⑮ ）であり、おかずの量は原則として主食との比例を（ ⑯ ）や（ ⑰ ）にすることを目標に（ ⑱ ）な食事を心がける。

正解：⑮玄米　⑯7：3　⑰6：4　⑱シンプル

Lesson 7 Talk about Macrobiotic
Check Test

おかずでいただく食材の中心は（ ⑲ ）とし、豆や豆腐などの豆製品も野菜の（ ⑳ ）程度を目安いいただく。食材の選択基準は（ ㉑ ）の理念が基本であり、自分が生きる土地で（ ㉒ ）された（ ㉓ ）に応じた（ ㉔ ）の恵みを選ぶことが基本である。また調味料などは（ ㉕ ）で作られたものを選ぶ。（ ㉖ ）を多く含むものや（ ㉗ ）食品など、不自然な食材はできるだけ避けるのが基本的な考え方である。そして食材は（ ㉘ ）の理念でまるごといただく。

> 正解：⑲野菜　⑳半分　㉑身土不二　㉒有機栽培　㉓気候風土　㉔旬　㉕伝統製法　㉖食品添加物　㉗遺伝子組み換え　㉘一物全体

食材や調理法など、あらゆるものごとがもっている（ ㉙ ）と（ ㉚ ）のバランスを考えながら、季節や体調に合わせた献立づくりができるようになることが、マクロビオティックを学ぶ中での大きな目標となる。

> 正解：㉙陰　㉚陽

第8章
模擬試験

Sham examination

1、2回とも制限時間は60分です。
40問中32問の正解を目指しましょう!

模擬試験 第1回

問題数：40問 ／ 試験時間：60分

【問題1】
次の文章について、正しものを2つ選びなさい。

1) 食育基本法は1900年に成立した。
2) 国際食学協会（IFCA）では、食育を普及するためのキーワードとして『食養学』を定めた。
3) 『食学』とはマクロビオティックや日本古来の食養学だけで成り立ち、正しい「食」の実現を目指すものである。
4) 「食育基本法」の前文に"食育を生きる上での基本であって、知育、徳育及び体育の基礎となるべきものと位置付ける"との記載がある。
5) 「食育基本法」の前文に"子供たちが豊かな人間性をはぐくみ、生きる力を身につけていくためには、なによりも「食」が重要である"との記載がある。

【問題2】
次の文章の（　）に当てはまる適当な言葉を語群から選びなさい。

1) 近年の日本の食生活は豊かになったように見える一方で、（ ① ）、（ ② ）の増加、（ ③ ）の低下、食料資源の浪費などの多くの問題を抱えている。
2) 「（ ④ ）」は石塚左玄が提唱した「食」に対する考え方である。
3) 国民の医療費は平成25年度に（ ⑤ ）兆円を超える規模まで

膨らんだ。

4)「食育」という言葉は、明治時代の医師であった石塚左玄の著書『（　⑥　）』で使われたのが最初である。
5) 食生活指針は国民の（　⑦　）、（　⑧　）の向上などをめざし、（　⑨　）年に制定された。

〈語群〉
食養学　40　30　食養談　食物養生法　食料自給率　やせ
生活習慣病　QOL　健康増進　メタボリックシンドローム
所得　2005　食生活　2000

【問題3】
次の用語と説明の組み合わせで正しいものを選びなさい。

①食物至上論……人間は本来穀物を主食とするべき動物である。
②人類穀食動物論……人間にとって食事こそが最も大切である。
③身土不二論……できるだけ丸ごといただくべき。
④一物全体論……その土地に伝わる食べ物、その土地で摂れる食べ物を重んじるべき。
⑤陰陽調和論……陰陽のバランスをとり「中庸」のバランスをとることが大切。

【問題4】
人類穀食動物論について人間の歯の構造から説明せよ。

【問題5】
次の文章について、正しければ『〇』、誤っていれば『×』を記入しなさい。

1)寒い季節（地域）は陰性寄りのものを、暑い季節（地域）は陽性寄りのものをいただくことにとってカラダのバランスが中庸になる。
2)中庸のバランスとたもつことで自然環境に適応し、病気を未然に防ぐことができる。
3)陰と陽に分けられるのは食物だけである。

【問題6】
次の文章の（　　）に当てはまる適当な言葉を記入しなさい。

1)一物全体の実践により、食材のもつ（　①　）をバランスよくカラダに取り込める。
2)一物全体の実践は骨や内蔵など食べられない部分が多い（　②　）は控え野菜の（　③　）や（　④　）もいただくので（　⑤　）の排出量を抑えることが出来る。
3)（　⑥　）や（　⑦　）にこだわりすぎると食べられる食材が限られてしまう。

4) 身土不二の実践により、（　⑧　）の向上、（　⑨　）の保護に繋がる。

【問題7】
次に挙げられているものを、陰陽に分類し、
番号を記入しなさい。

①女　②男　③根菜　④葉野菜　⑤熱帯性　⑥寒帯性
⑦大きい　⑧丸い　⑨背が高い　⑩背が低い
⑪ナトリウム　⑫カリウム

【問題8】
次の文章について、正しければ『○』、誤っていれば『×』を記入しなさい。

1) 食事とは食材の「力」をカラダに取り入れることである。
2) 食事は美味しいかどうかがもっとも大切である。
3) 生産者や流通業者の努力により、野菜などの「旬」の季節感が希薄になっている。
4) 食材の旬を知り、料理に活用することは、健康や美容に良い食事を実践する事にもなる。
5) 南北に長い日本において、野菜の旬はどこも同じである。

【問題9】
次の文章について、誤っているものを2つ選びなさい。

1) アスパラガスの旬は一般的に春である。
2) スイカは夏を代表する果物であり、頭を冷やしてくれる食材である。
3) ブロッコリーの旬は一般的に夏である。
4) ネギの旬は一般的に冬である。

【問題10】
次の文章の（　　）に当てはまる適当な言葉を語群から選び、記入しなさい。

1) 食生活指針では1日（　①　）gの野菜を食べるように推奨されている。
2) 夏の野菜にはカラダを冷却したり、余分な（　②　）や（　③　）を排出する作用がある。
3) 秋冬に旬を迎える多くの根菜類には、（　④　）を助けカラダを（　⑤　）滋養効果がある。
4) 枝豆や空豆などの豆は（　⑥　）に分類される。
5) 種実類は不足しがちな（　⑦　）（　⑧　）が豊富に含まれている。

〈語群〉

300　　水分　　排便　　マメ科　　穀類　　350　　ナトリウム
温める　　冷やす　　ミネラル　　塩分　　カリウム　　消化
ビタミン　　食物繊維

【問題11】
次の文章について、正しければ『○』、誤っていれば『×』を記入しなさい。

1) 海藻は様々な栄養素をバランスよく含む食材なので毎日食べるほうが良い。
2) 野菜は栄養素が豊富なので、いつでもさまざまな種類のものをたっぷり食べるべきである。
3) 玄米の豊富な栄養素は胚乳の部分に多く含まれる。
4) 過剰摂取が懸念されるリンは白米より、玄米に多く含まれる。
5) 旬の野菜であればどのようなものを頂いても、その効果・効能は同じである。

【問題12】
玄米の欠点があれば記述しなさい。

【問題 13】
玄米を選ぶときはどのような点に注意をしたらよいのか記述しなさい。

【問題 14】
米の分類の仕方を 3 つ記述せよ。

(①) による分類
(②) による分類
(③) による分類

【問題 15】
食品の一次機能とはどのような機能か。説明しなさい。

【問題 16】
次の文章において、正しければ『○』、誤っていれば『×』を記入しなさい。

1) テンペはゆばをテンペ菌で発酵させた、インドネシアの伝統的な発酵食品である。
2) 納豆には血行の流れをよくするといわれる「イソフラボン」を豊富に含む。
3) ゴマにはセサミンなどの抗酸化成分を含むことから健康食品としても注目されている。

4) 銀杏には中毒症状があることでも知られているので食べ過ぎには注意が必要である。
5) ほとんどのわかめは天然ものである。

【問題17】
次の文章は動物性食材について説明しています。
(　　) に当てはまる適当な言葉を記入しなさい。

1) 動物性食品には (　①　) や (　②　) が多く、老化・生活習慣病の原因になりやすい。
2) 卵は (　③　) と (　④　) 以外のさまざまな栄養素が含まれた食材である。
3) 豚肉はエネルギー代謝を助ける (　⑤　) を豊富に含んでいることが特徴である。
4) 青魚には (　⑥　) が豊富である。

【問題18】
脱脂加工大豆とはどのようなものか、説明しなさい。

【問題19】
「地産地消」とは何か。説明しなさい。

【問題 20】
望ましい食生活を送るために大切なポイントを 3 つ以上
記述せよ。

【問題 21】
「道具の常識」に関する問題である。
正しいものを 2 つ選びなさい。

1) キッチンはたとえ汚くても、料理が作れる場所さえあれば問題ない。
2) 木やガラス、陶器などの道具は不自然なものが溶けだしたりすることは少なく、カラダに優しい道具である。
3) 道具はこまめに手入れする必要はない。
4) 包丁を使うときは両足を揃える。
5) 包丁をもつ時は、切るものに合わせて持ち方を変える。

【問題 22】
以下は【包丁の研ぎ方】についての記述である。
正しい順番に並べ替えなさい。

① 水洗いし、刃と柄を乾拭きする
② 包丁は砥石の対して 45 度、刃の角度は 10 円玉 3〜4 枚を挟むくらいに保つ。

③表が研ぎ終わったら裏も研ぐ。包丁を真横に持ち、カエリを確認しながら4か所に分けて研ぐ。
④平な台の上に濡らした雑巾を敷き、十分に浸した砥石を乗せる。
⑤左手真ん中の3本指を刃の研ぐ部分に置き、指先に力を入れずに押さえ、前後にリズミカルに動かす。
⑥刃は4カ所にわけて研ぐとよい。研いでいる部分にカエリを確認出来たら、次の研ぐ箇所に移る。

【問題23】
「料理上手」と呼ばれるようになるためには、どのような点に気をつけたらいいのか。①～⑥にあてはまる適切な言葉を記入しなさい。

料理は決して難しいことではなく、（ ① ）ことをきちんとやればいいのである。
さらに、（ ② ）について知識を集め、（ ③ ）のバリエーションを増やし、（ ④ ）の体調や、（ ⑤ ）に合わせて（ ⑥ ）の工夫ができれば、きっと「料理上手」と呼ばれるようになるでしょう。

【問題24】
食材の力を活かす下ごしらえとはどのようなものなのか、説明しなさい。

【問題25】

「食材の力を活かす下ごしらえ」に関する問題である。

正しいものに『○』、誤っているものに『×』を記入しなさい。

1) 手際よく料理を進めるために、下ごしらえは大事である。
2) キャベツやほうれん草の葉物野菜を下茹でする際は、水から茹でる。
3) 大根などの根菜類は、土がついていないものの方が鮮度が長持ちする。
4) 根菜類を茹でる際は、沸騰したお湯から茹でる。
5) 玉ねぎを洗う際は、切ってから洗うと栄養素の流失を防ぐ事ができる。

【問題26】

次の食材の下ごしらえでの注意点を記述しなさい。

例)

食材	下ごしらえでの注意点
いちご	イチゴは食べる前にヘタなどは取らず、軽く水洗いをする。 あまり強く洗うと果実が傷ついてしまうので注意する。

食材	下ごしらえでの注意点
キャベツ（葉菜類）	
大根（根菜類）	
玉ねぎ（茎采類）	
わかめ（海藻）	
切干大根	
高野豆腐	

【問題27】
昆布を鰹節を使用した場合の『一番出汁』のとりかたを記述しなさい。

【問題28】
基本の調味料と呼ばれる「さ・し・す・せ・そ」とは調味料では何を指しているか。

【問題29】
玄米を美味しく炊くためのポイントを説明せよ。

【問題30】
「基本の切り方」に関する問題です。
正しいものを選び記入しなさい。

1)『円筒形の食材を斜めに包丁を入れて切る』切り方を『斜め切り』という。
2)『薄く切った食材を重ねて、端から細かく切る』という切り方を『短冊切り』という。
3)『円筒形の食材を、鉛筆を削る要領で小さくそぎ落とす』切り方を『そぎ切り』という。
4)『4～5cm幅に切った食材の切り口を下にし、厚さ1cmに切る。切り口を下にして薄く切る』切り方を『色紙切り』という。

【問題31】
ウォーターソテーとは何か。説明しなさい。

【問題32】
次の設問の（　　）に当てはまる適当な言葉を語群から選び、記入しなさい。（重複可）

料理は（　①　）とも言います。言葉の意味を改めて見直してみましょう。
「理」は「ことわり」とも読みます。つまり（　②　）に従った道理や条理、もっともなこと。

食材そのものがもつ自然の（　③　）のことであるとも理解できます。
「料」には、物事を成すために必要なものという意味があります。
つまり「料理」とは、（　④　）をいただくために必要な作業といえるでしょう。
「調理」の「調」は「ととのえる」とも読みます。
すなわち、必要なものを揃えてまとめること。「調理」とは
（　⑤　）を整えて（　⑥　）ことなのです。

> 〈語群〉
> 愛情　昔の食事　摂理　調理　力　自然の流れ　強さ
> おいしさ　食膳に並べる　環境　食材の力　人生
> 楽しむ

【問題33】
「有機農産物」について正しい文章を選び記号で答えよ。

1) 有機農産物は、国などが定めた厳しい基準に従って、農薬や化学肥料の使用を一切使用せずに栽培する。
2) 農薬などの「異物」が悪影響を及ぼすのは、人のカラダだけではない。

3) マクロビオティックは「自然の力を感謝していただく」ための考えかたである。
4) 農薬を使用して作物を作ると収穫量が下がる。
5) 畑の健康を守り、自然の力にみなぎった野菜を作り続ける事は、人の幸せに結びつくことである。

【問題34】
次の設問の（　　）に当てはまる適当な言葉を記入しなさい。

1) 食品添加物は加工食品の製造や、食品の（　①　）や（　②　）、（　③　）などを保つことを目的として使われる。
2) 添加物には（　④　）のものと（　⑤　）に合成されたものの両方がある。
3) バイオテクノロジーによる（　⑥　）技術によって生産された食品のことを遺伝子組み換え食品をいう。
4) 日本では貯蔵した（　⑦　）が春になって発芽するのを防ぐため食品照射が認められている。
5) ポストハーベスト農薬とは、農産物の収穫（　⑧　）に使用される（　⑨　）（　⑩　）（　⑪　）などを目的とした農薬のこと。

【問題 35】
次に挙げた食品添加物の用途名の組み合わせを記入しなさい。

> ① L - アスコルビン酸
> ②食用黄色 4 号
> ③オルトフェニルフェノール
> ④サッカリンナトリウム

〈用途名〉
増粘剤　保存料　酸化防止剤　発色剤　漂白剤
防カビ剤　着色料　香料　人工甘味料　安定剤　乳化剤
凝固剤

【問題 36】
食品衛生法では、加工食品に使用した食品添加物の表示を義務づけていますが、食品添加物の表示を免除している場合が 5 つあります。その 5 つとはなにか。

【問題 37】
次の設問の（　　）に当てはまる適当な言葉を記入しなさい。

1) マクロビオティックとは明治時代の医師であった（ ① ）という人物が提唱した（ ② ）をその原点とする理論である。
2) マクロビオティックでは（ ③ ）を推奨しており、現代栄養学などにおける（ ④ ）とは異なりとても主観的な基準である。
3) マクロビオティックでは（ ⑤ ）を主食とし、一口ごとに最低でも（ ⑥ ）回以上よく（ ⑦ ）でいただくことを推奨している。自然の『力』を蓄えた玄米や野菜をよく噛んでいただくと、食べる量はすくなくても、満足感は高い。よく噛むことは（ ⑧ ）の分泌を促進し（ ⑨ ）を助けたり、免疫力を高める効果があるとされる。

【問題 38】
マクロビオティックを実践することの利点を３つ以上
記述しなさい。

【問題 39】
マクロビオティックにおける食材の選択基準は『身土不二』
の理念が基本である。その理由を記述しなさい。

【問題 40】

次の設問の（　　）に当てはまる適当な言葉を語群から選び、記入しなさい。

1) マクロビオティックは健康で豊かなライフスタイルを実現するための方法であると同時に（　①　）や（　②　）の調和を目指す考え方である。
2) マクロビオティックでは食材の選び方から料理、食べ方や作法にいたるまで明確な規範を示す。
   正しい「食」はその人の（　③　）や（　④　）、人生の（　⑤　）に結びつくばかりではなく、地球全体の健康につながる。
3) マクロビオティックは自分を取り巻く自然や生きとし生けるすべてのものに対する（　⑥　）と親愛の情を育てる。
4) 正しい「食」を実践することで、（　⑦　）と自分のつながりを実践する。

〈語群〉

陰陽　人生　地球　宇宙　健康　感謝　豊かさ　美しさ
自然　自分　他人　食　価値観　相対的

模擬試験 第1回 解答&解説

【問題1】 4、5

1) × 2005年
2) × 『食学』を定めた
3) × 「食学」とは日本および世界各地に伝わる民間療法から、ご家庭に代々伝わる伝統的なレシピが秘めた食の知恵、マクロビオティックや日本古来の食養学、現代栄養学まですべての「食の知恵」をバランスよく理解して正しい「食」の実現を目指すものである。
4) ○
5) ○

【問題2】

1) ①メタボリックシンドローム　②生活習慣病　③食料自給率
2) ④食養学
3) ⑤40
4) ⑥食物養生法
5) ⑦健康増進　⑧食生活　⑨2000

【問題3】 5

①食物至上論…………人間にとって食事こそが最も大切である。
②人類穀食動物論……人間は本来穀物を主食とするべき動物である。

Answer & explanation 1

　③身土不二論……その土地に伝わる食べ物、その土地で摂れる食べ物を重んじるべき。
　④一物全体論……できるだけ丸ごといただくべき。
　⑤陰陽調和論……陰陽のバランスをとり「中庸」のバランスをとることが大切。

【問題4】
　人間の歯は32本あるうち20本（62.5%）は臼歯（穀物を知り潰しやすい歯）、8本（25%）は門歯（草を噛みちぎりやすい歯）、4本（12.5%）は犬歯（肉を噛みちぎりやすい歯）で構成されている。このことから、人間は本来穀物を主食とすべき動物であるということがわかる。

【問題5】
1）×　寒い季節（地域）は陽性寄りのものを、暑い季節（地域）は陰性寄りのものをいただくことにとってカラダのバランスが中庸になる。
2）○
3）×　自然界のあらゆるものは陰と陽に分けることが出来る。

【問題6】
1）①エネルギー
2）②動物性食材　③皮　④葉　⑤生ごみ
3）⑥身土不二　⑦地産地消
4）⑧食料自給率　⑨生産者

第8章　解答＆解説

241

【問題 7】

陰……① ④ ⑤ ⑦ ⑨ ⑫

陽……② ③ ⑥ ⑧ ⑩ ⑪

【問題 8】

1) ○

2) ×　食事は美味しいことも大切であるが、食材そのものの持っている「力」を自らの体内に取り込むことが最も大切。

3) ○

4) ○

5) ×　南北に長い日本において、野菜の旬には幅がある。

【問題 9】 2、3

1) ○

2) ×　スイカは夏を代表する野菜であり、カラダを冷やしてくれる食材である。

3) ×　ブロッコリーの旬は一般的に晩秋から冬である。

4) ○

【問題 10】

1) ①350

2) ②水分　③塩分

3) ④消化　⑤温める

4) ⑥マメ科

5) ⑦ビタミン　⑧ミネラル

Answer & explanation 1

【問題11】

1) ○

2) × 中にはカラダを冷やす作用をもつものもあるため、旬のものを旬の時期にいただくのが望ましい。

3) × 玄米の豊富な栄養素は胚芽の部分に多く含まれる。

4) ○

5) × 旬の野菜は旬の時期にいただく。野菜によってその効能は異なる。

【問題12】

玄米はリンを多く含んでいる。リンとカルシウムはバランスよく摂取するのが良いため、他の食材でカルシウムを補う必要がある。玄米はデトックス作用が強いので、カルシウム不足となることがある、など。

【問題13】

無農薬、有機栽培で安全に作られた玄米を選ぶ。信頼できる米穀店や生産者さんを見つける、など。

【問題14】

①種

②栽培条件

③デンプンの質

第8章 解答＆解説

【問題 15】
栄養機能のことで、空腹を満たし、生命を維持する。

【問題 16】
1）× テンペは大豆をテンペ菌で発酵させた、インドネシアの伝統的な発酵食品である。
2）× 納豆には血行の流れをよくするといわれる「ナットキナーゼ」を豊富に含む。
3）○
4）○
5）× ほとんどのわかめは養殖ものである。

【問題 17】
1）①飽和脂肪酸　②コレステロール
2）③ビタミンＣ　④食物繊維
3）⑤ビタミンＢ１
4）⑥不飽和脂肪酸

【問題 18】
　脱脂加工大豆とは大豆から油を作る際に圧搾した絞りかすのこと。生産効率を上げるため、丸大豆でなく、脱脂加工大豆を使用した醤油などが多く出回っている。

Answer & explanation 1

【問題 19】
地域生産地域消費の略。出来るだけ近くで栽培された野菜などの食材をいただこうというムーブメント。

【問題 20】
良く噛んで食べる、腹八分目、バランスよく食べる、穀物を食事全体の 6 割以上いただく、など。

【問題 21】2・5
1）× キッチンは清潔に、毎回料理が終わったら手早く片付けましょう。
2）○
3）× 道具はこまめに手入れする。心を込めた料理作りのための第一歩です。
4）× 包丁を使うときは右足を少し引く。
5）○

【問題 22】
④→ ②→ ⑤→ ⑥→ ③→ ①

【問題 23】
①簡単な　②食材　③レシピ　④食べる人
⑤シチュエーション　⑥自分なり

【問題24】
　素材についてよく知り、どのような栄養素を含むのか知ること。皮ごと頂けるものは、皮ごと、食材そのものの持つ味を生かした切り方をすること、食材のありがたみを感じること、など。

【問題25】
1）○
2）×　キャベツやほうれん草の葉物野菜を下茹でする際は、あらかじめ沸かした熱湯で茹でる。
3）×　大根などの根菜類は、土がついている方が鮮度が長持ちする。
4）×　根菜類を茹でる際は、水から茹でる。
5）×　玉ねぎを洗う際は、切る前に洗うと栄養素の流失を防ぐ事ができる。

【問題26】
●キャベツ（葉菜類）
……ボウルに入れた水の中で優しく揺らすように洗う、下茹ではあらかじめ沸かしたい熱湯で素早く。
●大根（根菜類）
……できるだけ新鮮で土がついているものが良い、下茹でするときは水から。
●玉ねぎ（茎採類）
……水洗いをしてから切る。

Answer & explanation 1

●わかめ（海藻）
……たっぷりの水で浸して塩分を抜く。熱湯をかけ冷水にさらすと緑色が鮮やかになり、歯ごたえが良くなる。
●切干大根
……ボウルなどにいれ水でさっと洗う。表面に浮いたゴミを流し、水気を絞り、しばらく放置する。
●高野豆腐
……80℃程度のお湯に入れふっくらとしたらザルにあげて冷ます。冷めたら優しく絞る。

【問題27】
①昆布を清潔なふきんで拭いて表面のゴミをとる。
②なべに水と昆布をいれて火にかける。
③煮立つ直前に昆布を鍋から出して、50ccほどのさし水をして鰹節を入れる。
④表面の鰹節がおちついたら火を止めて、鰹節が沈むのを待つ。
⑤あくを取り、ガーゼのふきんやキッチンペーパーなどで濾す。

【問題28】

さ　　　砂糖
し　　　塩
す　　　酢
せ　　　醤油
そ　　　味噌

第8章　解答＆解説

【問題29】
①米を選別する。ザルなどに玄米を広げ、もみ殻や小石などを丁寧に取り除く。
②「研ぐ」ではなく「洗う」。米をボウルに入れ、縁から優しく水を加える。（浄水を使用）米を静かに優しく丁寧に洗う。（拝みあらい）
③浸水時間を調節する。冬なら５～６時間、夏なら１～２時間程度。
④塩を加える。玄米の甘さが引き出される、など。

【問題30】1
1）〇
2）× 『薄く切った食材を重ねて、端から細かく切る』という切り方を『千切り』という。
3）× 『円筒形の食材を、鉛筆を削る要領で小さくそぎ落とす』切り方を『ささがき』という。
4）× 『4～5cm幅に切った食材の切り口を下にし、厚さ1cmに切る。切り口を下にして薄く切る』切り方を『短冊切り』という。

【問題31】
ウォーター（水）でソテー（炒める）する文字通りの調理法

Answer & explanation 1

【問題32】
①調理
②自然の流れ
③力
④食材の力
⑤食材の力
⑥食膳に並べる

【問題33】2・3・5
1) ×　有機農産物は、国などが定めた厳しい基準に従って、農薬や化学肥料の使用を最小限使用して栽培する。
2) ○
3) ○
4) ×　農薬を使用して作物を作ると収穫量が上がる。
5) ○

【問題34】
1) ①味　②色合い　③鮮度
2) ④天然　⑤化学的
3) ⑥遺伝子組み換え
4) ⑦じゃが芋
5) ⑧後　⑨防虫　⑩殺虫　⑪防カビ

【問題 35】
〈食品添加物名〉　　　　　　　〈用途〉
①L-アスコルビン酸　　　　　酸化防止剤
②食用黄色4号　　　　　　　着色料
③オルトフェニルフェノール　　防カビ剤
④サッカリンナトリウム　　　　人工甘味料

【問題 36】
①栄養補助剤
②加工助剤
③キャリーオーバー
④ばら売りの食品
⑤小包装食品

【問題 37】
①石塚左玄　②食養学
③腹八分目　④栄養所要量
⑤玄米　⑥30　⑦噛ん　⑧唾液　⑨消化

【問題 38】
小食で満足できる
良く噛むことにつながる
生き方がエコロジーになる、など。

Answer & explanation 1

【問題39】
『身土不二』は人間は自然の一部であるとする、マクロビオティックの大原則といえる考え方であるから。

【問題40】
①地球　②宇宙　③健康　④美しさ
⑤豊かさ　⑥感謝　⑦自然

模擬試験 第2回

問題数：40問 ／ 試験時間：60分

【問題1】
次の文章の（　）に当てはまる適当な言葉を記入しなさい。

1) （　①　）は2005年に成立した。
2) 国際食学協会（IFCA）では、食育を普及するためのキーワードとして『（　②　）』を定めた。
3) 『食学』とはマクロビオティックや日本古来の（　③　）、（　④　）まで全ての、（　⑤　）をバランスよく理解して正しい「食」の実現を目指すものである。
4) 「（　⑥　）」の前文に"食育を生きる上での基本であって、知育、徳育及び体育の基礎となるべきものと位置付ける"との記載がある。
5) 「食育基本法」の前文に"子供たちが豊かな人間性をはぐくみ、生きる力を身につけていくためには、なによりも「（　⑦　）」が重要である"との記載がある。

【問題2】
次の文章について、正しければ『○』、誤っていれば『×』を記入しなさい。

1) 近年の日本の食生活は豊かになったように見える一方で、メタボリックシンドローム、生活習慣病の増加、食料自給率の低下、食料資源の浪費などの多くの問題を抱えている。
2) 食生活指針は国民のQOLの向上などをめざし、2000年に制定された。

3) 国民の医療費は、平成25年度に20兆円を超える規模まで膨らんだ。
4) 「食育」という言葉は、明治時代の医師であった石塚左玄の著書『食養談』で使われたのが最初である。
5) 「食養学」は石塚左玄が提唱した「食」に対する考え方である。

【問題3】
次の文章において誤っているものを一つ選びなさい。

1) 身土不二とはその土地に伝わる食べ物、その土地で摂れる食べ物を重んじるべきという考え方である。
2) 身土不二のメリットとしてフードマイレージ・CO_2の削減がある。
3) 身土不二のメリットとして栄養素を無駄なく頂けることが挙げられる。
4) 一物全体のメリットとして、栄養素を無駄なく頂けることが挙げられる。
5) 農薬に配慮されていない野菜は皮をむいていただくことが望ましい。

【問題4】
『フードマイレージ』とは何か、説明しなさい。

【問題5】
次の文章において誤っているものを1つ選びなさい。

1) 寒い季節（地域）は陽性寄りのものを、暑い季節（地域）は陰性寄りのものをいただくことにとってカラダのバランスが中庸になる。
2) 中庸のバランスとたもつことで自然環境に適応し、病気を未然に防ぐことができる。
3) 陰と陽に分けられるのは食物だけである。
4) 陰陽とは古代中国の考え方である。

【問題6】
次の文章の（　）に当てはまる適当な言葉を語群から選び、記入しなさい。

1) 一物全体の実践により、食材のもつ（　①　）をバランスよくカラダに取り込める。
2) 一物全体の実践は骨や内蔵など食べられない部分が多い（　②　）は控え野菜の（　③　）や（　④　）もいただくので（　⑤　）の排出量を抑えることが出来る。
3) （　⑥　）や（　⑦　）にこだわりすぎると食べられる食材が限られてしまう。
4) 身土不二の実践により、（　⑧　）の向上、（　⑨　）の保護に繋がる。

〈語群〉

チカラ　植物性食材　根　実　エネルギー　動物性食材
皮　葉　身土不二　一物全体　地産地消　陰陽
生産者　食料自給率　食生活　身体　生ごみ

【問題7】
次の文章について、正しければ『○』、誤っていれば『×』を記入しなさい。

1) 人間の歯は32本あるうち、16本は臼歯、12本は門歯、4本は犬歯である。
2) 臼歯は穀物などを砕きやすく、すり潰しやすい歯のことである。
3) 門歯を噛み合わせると自然な形状にくぼみ、そのくぼみは米粒がピタリとはまるような構造になっている。
4) 門歯は肉などをかみきりやすく鋭く尖っている。

【問題8】
次の文章について、正しいものを3つ選び記入しなさい。

1) 食事とは食材の「力」をカラダに取り入れることである。
2) 食事は美味しいかどうかがもっとも大切である。
3) 生産者や流通業者の努力により、野菜などの「旬」の季節感が希薄になっている。

4) 食材の旬を知り、料理に活用することは、健康や美容に良い食事を実践する事にもなる。
5) 南北に長い日本において、野菜の旬はどこも同じである。

【問題9】
次の文章の（　　）に当てはまる適当な言葉を記入しなさい。

1) アスパラガスの旬は一般的に（　①　）である。
2) スイカは（　②　）を代表する野菜であり、（　③　）を冷やしてくれる食材である。
3) ブロッコリーの旬は一般的に（　④　）である。
4) ネギの旬は一般的に（　⑤　）である。

【問題10】
次の文章の（　　）に当てはまる適当な言葉を記入しなさい。

1) （　①　）では1日350gの野菜を食べるように推奨されている。
2) （　②　）の野菜にはカラダを冷却したり、余分な水分や塩分を排出する作用がある。
3) （　③　）に旬を迎える多くの根菜類には、消化を助けカラダを温める滋養効果がある。
4) 枝豆や空豆などの豆は（　④　）に分類される。
5) 種実類は不足しがちな（　⑤　）（　⑥　）が豊富に含まれている。

【問題11】
次の文章について、誤っているものを2つ選び記入しなさい。

1) 大豆は国内自給率が低い。
2) 大豆を柔らかくすり潰して絞ったものが「おから」で絞りかすが「豆乳」である。
3) 日本で作られる豆腐に国産大豆が使われている割合は20％前後である。
4) わかめの通常食用にするのは葉の部分だが、根本の部分も「メカブ」として食用に用いられる。
5) 豆のなかでも小豆はとくに脂質やたんぱく質が豊富である。

【問題12】
玄米が食べにくい場合どうしたら良いのか。あなたの思う対策を記述しなさい。

【問題13】
次の文章について、正しければ『○』、誤っていれば『×』を記入しなさい。

1) 農林水産省が定める有機ＪＡＳの基準を満たして有機栽培されている米のことを特別栽培米という。
2) 農薬や化学肥料の使用を農林水産省のガイドラインが定める一定の量以上に抑えて栽培された米のことを減農薬栽培米という。

3) 農薬を使わずに栽培した米のことを無農薬米といい、農薬を使っていなければ、堆肥は何を使っていても良い。
4) 有機ＪＡＳ認定を受けず、無農薬で栽培した米を自主的に無農薬栽培米などとして販売しているケースもある。
5) 玄米を少しだけ発芽させた状態の米のことを発芽玄米とよび、独特の甘さがあり、炊きやすく、食べやすく、消化しやすい。

【問題14】
マクロビオティックにおいて雑穀は良く使用するが、雑穀を１つ挙げ、そのような料理ができるか記述しなさい。

【問題15】
食品の三次機能とはどのような機能か。説明しなさい。

【問題16】
次の文章について、正しいものを２つ選び記入しなさい。

1) テンペはゆばをテンペ菌で発酵させた、インドネシアの伝統的な発酵食品である。
2) 納豆には血行の流れをよくするといわれる「イソフラボン」を豊富に含む。
3) ゴマにはセサミンなどの抗酸化成分を含むことから健康食品としても注目されている。

4) 銀杏には中毒症状があることでも知られているので食べ過ぎには注意が必要である。
5) ほとんどのわかめは天然ものである。

【問題17】
次の文章の（　　）に当てはまる適当な言葉を語群から選び、記入しなさい。

1) 動物性食材には（　①　）や（　②　）が多く、老化・生活習慣病の原因になりやすい。
2) 卵は（　③　）と（　④　）以外のさまざまな栄養素が含まれた食材である。
3) 豚肉はエネルギー代謝を助ける（　⑤　）を豊富に含んでいることが特徴である。
4) 青魚には（　⑥　）が豊富である。

〈語群〉
不飽和脂肪酸　コレステロール　脂肪　飽和脂肪酸
食物繊維　ビタミンＢ１　ビタミンＢ２　ビタミンＢ１２
ビタミンＣ　筋肉

【問題18】
次の文章の（　）に当てはまる適当な言葉を記入しなさい。

1)味噌の材料は（　①　）（　②　）（　③　）などである。
2)味噌づくりに使われる大豆は（　④　）％ほどを輸入に頼っている。
3)（　⑤　）の大豆を使用する際には表示が義務づけられている。
4)味噌を大量生産するために、添加物を使用しているケースが多く（　⑥　）と明記されたものを選ぶことがポイントである。

【問題19】
『一汁三菜』とはなにか。説明せよ。

【問題20】
次の文章について、正しければ『○』、誤っていれば『×』を記入しなさい。

1)健康で美しいライフスタイルを維持していくためには、野菜はもちろん、コメなどの穀物、また調味料などもできるだけナチュラルなものを選ぶことが望ましい。
2)オーガニック食材とは化学肥料や農薬の使用をできるだけ少なくして支援に近い方法で栽培された食材の事を指し、日本では厚生労働省が有機JASマークを制定している。

3)健全な食習慣のポイントとして、食材を丸ごといただく、穀物をたくさん食べる、良く噛んでいただく、食べ過ぎに気を付ける、バランスよく食べるという事が挙げられる。
4)「食育」が目指す正しい食生活の具体的な実践法として2005年に「食生活指針」が制定された。

【問題21】
「包丁の使い方」について正しいものを2つ選べ。

1)包丁を持ち、カラダを調理台に密着させる。
2)肉や魚を切る時は引き切り、野菜は押すように切る。
3)包丁を持つときは必ず人差し指を添えなければならない。
4)包丁をもつ時は、切るものに合わせて持ち方を変える。

【問題22】
次の文章について、正しければ『〇』、誤っていれば『×』を記入しなさい。

1)包丁を研ぎ終わったら、水洗いし、刃と柄を乾拭きせず、乾燥させる。
2)包丁は砥石の対して90度、刃の角度は10円玉3～4枚を挟むくらいに保つ。
3)包丁の表が研ぎ終わったら裏も研ぐ。包丁を真横に持ち、カエリを確認しながら4か所に分けて研ぐ。

4) 平な台の上に濡らした雑巾を敷き、砥石は乾いた状態でつかう。
5) 左手真ん中の3本指を刃の研ぐ部分に置き、指先に力を入れずに押さえ、前後にリズミカルに動かす。
6) 包丁は一度に全部研ぐと良い。研いでいる部分にカエリを確認出来たら、次の研ぐ箇所に移る。

【問題23】

①、②にあてはまるものを下記の語群から選び記入しなさい。

毎日の料理では、自分やご家族が、毎日、（ ① ）を（ ② ）食べるのかということを、適切にコントロールすることが健康を作る上で最も重要になります。

〈語群〉
同じもの　分けて　何を　好きなものだけ
個々　どれくらい

【問題24】

あなたの考える料理の常識について思うままに記述しなさい。

【問題25】
次の設問の（　　）にあてはまる適切な言葉または文章を、記入しなさい。

1) ナスや人参など、野菜の多くは皮にも豊かな栄養素を含んでいます。（　①　）の力をいかすためにも、素材はできるだけ（　②　）ように心がけましょう。食への感謝の気持ちを忘れないことは、食学にとっても大切な心構えです。また、調理の際の（　③　）を減らすことは、（　④　）にもつながります。

2) 米を研ぐとき、一番最初に米を浸す水はできるだけ（　①　）水を使いましょう。穀物は最初に触れる水をたくさん吸い込んでしまいます。最近の米は精米技術の進歩などで昔ほどヌカも残っていないものが多いので、あまり（　②　）を入れて研ぐ必要はありません。ボウルで水に浸して、（　③　）かき回す作業を何度も繰り返して、研ぎ水が（　④　）になればいいでしょう。

【問題26】
玄米を洗うときのポイントを3つ記述しなさい。

【問題27】
昆布を鰹節を使用した場合の『二番出汁』のとりかたを記述しなさい。

【問題28】
基本の調味料と呼ばれる「さ・し・す・せ・そ」とは「砂糖・塩・酢・醤油・味噌」である。食学で推奨している種類にはどのようなものがあるのか、それぞれ一つ記入せよ。

【問題29】
玄米を美味しく炊くためのポイントとして、『ひとつまみの塩を加える』ことが挙げられる。『ひとつまみの塩を加える』理由を記述せよ。

【問題30】
「基本の切り方」に関する問題です。正しいものに『○』、誤っているものに『×』を記入しなさい。

1)『円筒形の食材を斜めに包丁を入れて切る』切り方を『斜め切り』という。
2)『薄く切った食材を重ねて、端から細かく切る』という切り方を『短冊切り』という。
3)『円筒形の食材を、鉛筆を削る要領で小さくそぎ落とす』切り方を『そぎ切り』という。
4)『4～5cm幅に切った食材の切り口を下にし、厚さ1cmに切る。切り口を下にして薄く切る』切り方を『色紙切り』という。

【問題31】
ウォーターソテーの方法を記述しなさい。

【問題32】
次の設問の（　　）に当てはまる適当な言葉を語群から選び、記入しなさい。（重複可）

1) 料理は、（　①　）や（　②　）の美しさも大切な要素です。しかし「食」は本来、人間が（　③　）を取り込むこと。なによりも大切なのは、食材がもっている（　④　）や（　⑤　）をいただく事です。

2) 自分や家族の体調に気を配り、美味しく食事をいただけるよう、心をこめて料理することが大切です。
どんなに豪華な食事でも、その人の（　⑥　）や（　⑦　）に合わない食べ物では、カラダの調子にズレが生じてしまいます。最初は小さなトラブルでも、やがてはさらなる体調の悪化や心理状態の悪化を招き、周囲を巻き込んで大きなトラブルに発展してしまう事にもなりかねません。

〈語群〉
味　食べ物　力　見た目　生活　生命の源　理　味覚
思い　食卓　料　環境　心　愛　体調

【問題33】
「有機JASマーク」について（　　　）にあてはまる適切な言葉を記入しなさい。

「有機JASマーク」はわかりやすい基準ではあるが、認定を受けるための（　①　）が厳しく（　②　）もかかります。そのため小規模な生産者の中には、あえて認定は受けないものの、（　③　）を使って健全な土を作り、（　④　）や（　⑤　）の使用を抑えた有機農業に取り組んでいる方も少なくありません。有機農産物に関する国の制度は、まだまだ変容していくことでしょう。
より理想的なシステムが日本に根付くよう促すために、私たち消費者ひとりひとりが、さらに農業への理解を深め、農家さんとのつながりをもっていくことが何より大切なことではないでしょうか。

【問題34】
次の設問の（　　）に当てはまる適当な言葉を記入しなさい。

1) 食品添加物は（　①　）によって安全の基準が厳しく定められている。
2)（　②　）による遺伝子組み換え技術によって生産された食品を（　③　）という。
3) 世界でも遺伝子組み換えの先進国であるアメリカではすでに（　④　）や（　⑤　）の多くが遺伝子組み換え作物である。

4) （　⑥　）や（　⑦　）、あるいは保存や貯蔵の効率化を目的として、放射線を食品に照射する技術の杯初も進んでいる。

5) （　⑧　）農薬とは、農産物の収穫後に使用される防虫、殺虫、（　⑨　）などを目的とした農薬のこと。

【問題35】
次に挙げた食品添加物の簡略名の組み合わせなさい。

①L-アスコルビン酸　　②食用黄色4号
③オルトフェニルフェノール　　④サッカリンナトリウム

〈簡略名〉
　炭酸Na　OFF　V.C　サッカリン　食黄4
　サンセットイエロー　OPP　サッカリンNa　黄4
　アスコル酸　V.D　OFE　AFE

【問題36】
（　）に当てはまる適当な言葉を記入しなさい。

食品衛生法では加工食品に使用した食品添加物の表示を義務づけているが、（　①　）（　②　）（　③　）ばら売りの食品、小包装食品の場合は表示が免除されている。

【問題37】
マクロビオティックとは何か。『石塚左玄』『食養学』というキーワードを用い説明しなさい。

【問題38】
良く噛むことの利点を3つ挙げなさい。

【問題39】
(　　)に当てはまる適当な言葉を記入しなさい。

1) マクロビオティックの食事では基本的に(①)は控え、野菜中心でシンプルな味付けの料理が主体なので(②)が楽になる。
2) 野菜も(③)いただくことが基本なので、生ごみの量が(④)。また、地産地消を実践すれば(⑤)の削減にも貢献できる。
3) マクロビオティックでは食事の主役はあくまでも主食の(⑥)であり、おかずの量は原則として主食との比例を(⑦)や(⑧)にすることを目標に(⑨)な食事を心がける。

【問題 40】
次の設問の（　　）に当てはまる適当な言葉を記入しなさい。

1) マクロビオティックは健康で豊かなライフスタイルを実現するための方法であると同時に（　①　）や（　②　）の調和を目指す考え方である。
2) マクロビオティックでは食材の選び方から料理、食べ方や作法にいたるまで明確な規範を示す。正しい「食」はその人の（　③　）や（　④　）、人生の（　⑤　）に結びつくばかりではなく、地球全体の健康につながる。
3) マクロビオティックは自分を取り巻く自然や生きとし生けるすべてのものに対する（　⑥　）と親愛の情を育てる。
4) 正しい「食」を実践することで、（　⑦　）と自分のつながりを実践する。

模擬試験 第2回 解答＆解説

【問題1】

1) ①食育基本法

2) ②食学

3) ③食養学　④現代栄養学　⑤食の知恵

4) ⑥食育基本法

5) ⑦食

【問題2】

1) ◯

2) ×　食生活指針は国民の健康増進、食生活の向上などをめざし、2000年に制定された。

3) ×　40兆円

4) ×　「食育」という言葉は、明治時代の医師であった石塚左玄の著書『食物養生法』で使われたのが最初である。

5) ◯

【問題3】　3

一物全体のメリットとして栄養素を無駄なく頂けることが挙げられる。

【問題4】

食材の輸送量と輸送距離を定期的に把握することを目的とした指標ないし考え方のこと。

Answer & explanation 1

【問題5】3

自然界のあらゆるものは陰と陽に分けることが出来る。

【問題6】

1) ①エネルギー

2) ②動物性食材　③皮　④葉　⑤生ごみ

3) ⑥身土不二　⑦地産地消

4) ⑧食料自給率　⑨生産者

【問題7】

1) ×　人間の歯は32本あるうち、20本は臼歯、8本は門歯、4本は犬歯である。

2) ○

3) ×　臼歯を噛み合わせると自然な形状にくぼみ、そのくぼみは米粒がピタリとはまるような構造になっている。

4) ×　犬歯は肉などをかみきりやすく鋭く尖っている。

【問題8】1、3、4

1) ○

2) ×　食事は美味しいことも大切であるが、食材そのものの持っている「力」を自らの体内に取り込むことが最も大切。

3) ○

4) ○

5) ×　南北に長い日本において、野菜の旬には幅がある。

【問題 9】

1) ①春

2) ②夏　③カラダ

3) ④秋または冬

4) ⑤冬

【問題 10】

1) ①食生活指針

2) ②夏

3) ③秋冬

4) ④マメ科

5) ⑤ビタミン　⑥ミネラル

【問題 11】2、5

1) ○

2) ×　大豆を柔らかくすり潰して絞ったものが「豆乳」で絞りかすが「おから」である。

3) ○

4) ○

5) ×　豆のなかでも大豆はとくに脂質やたんぱく質が豊富である。

Answer & explanation 1

【問題12】
分搗き米を利用する。浸水時間や水加減を調整する、調理器具をかえる（圧力鍋はもっちり、土鍋はあっさり炊くことができる）

【問題13】
1) ×　農林水産省が定める有機ＪＡＳの基準を満たして
　　　有機栽培されている米のことを有機栽培米という。
2) ×　農薬や化学肥料の使用を農林水産省のガイドラインが
　　　定める一定の量以上に抑えて栽培された米のことを
　　　特別栽培米という。
3) ○
4) ○
5) ○

【問題14】
高キビ……ひき肉にかわりとして使う。
オートミール……つなぎやお粥として使う。

【問題15】
生体調節機能。生活習慣病の予防など健康維持に深くかかわる働き。

【問題16】3、4

【問題17】

1) ①飽和脂肪酸　②コレステロール

2) ③ビタミンC　④食物繊維

3) ⑤ビタミンB1

4) ⑥不飽和脂肪酸

【問題18】

1) ①大豆　②麹　③塩

2) ④90

3) ⑤遺伝子組み換え

4) ⑥天然醸造

【問題19】

主食、主菜、副菜2品、汁物の事。

【問題20】

1) ○

2) ×　オーガニック食材とは化学肥料や農薬の使用をできるだけ少なくして支援に近い方法で栽培された食材の事を指し、日本では農林水産省が有機JASマークを制定している。

3) ○

4) ×　「食育」が目指す正しい食生活の具体的な実践法として2000年に「食生活指針」が制定された。

Answer & explanation 1

【問題 21】2、4

1) ×　包丁を持ち、カラダを調理台から 10cm 離す。
2) ○
3) ×　必ずしも人差し指を添えなくても良い。
4) ○

【問題 22】

1) ×　水洗いし、刃と柄を乾拭きする。
2) ×　包丁は砥石の対して 45 度、刃の角度は 10 円玉 3〜4 枚を挟むくらいに保つ。
3) ○
4) ×　平な台の上に濡らした雑巾を敷き、十分に浸した砥石を乗せる。
5) ○
6) ×　刃は 4 カ所にわけて研ぐとよい。研いでいる部分にカエリを確認出来たら、次の研ぐ箇所に移る。

【問題 23】

①何を
②どれくらい

【問題24】
心を込めて料理をする。
キッチンは清潔に保つ。
道具も自然素材を選ぶ。
道具はこまめに手入れをする、など。

【問題25】
1) ①食材　②丸ごと食べる　③ごみ　④エコロジー
2) ①きれいな　②力　③優しく　④半透明

【問題26】
①洗う前にひとつかみずる皿に広げ、丁寧にゴミを取り除く。
②ボウルに水を張り優しく洗う
③玄米が最初に触れる水は浄水やミネラルウォーターをつかう、など。

【問題27】
①昆布を清潔なふきんで拭いて表面のゴミをとる。
②なべに水と昆布をいれて火にかける。
③煮立つ直前に昆布を鍋から出して、50ccほどのさし水をして鰹節を入れる。
④表面の鰹節があちついたら火を止めて、鰹節が沈むのを待つ。
⑤あくを取り、ガーゼのふきんやキッチンペーパーなどで濾す。
⑥濾した後の鰹節と昆布を鍋に入れ、800ccほどの水で5分

ほどアクをとりながら煮立てる。

【問題28】

さ	砂糖	甜菜糖
し	塩	天然塩
す	酢	梅酢
せ	醤油	濃口醤油
そ	味噌	麦味噌　など。

【問題29】

玄米の甘さが引き出される。

玄米の糠臭さが低減される、など。

【問題30】

1) ○
2) × 『薄く切った食材を重ねて、端から細かく切る』という切り方を『千切り』という。
3) × 『円筒形の食材を、鉛筆を削る要領で小さくそぎ落とす』切り方を『ささがき』という。
4) × 『4〜5cm幅に切った食材の切り口を下にし、厚さ1cmに切る。切り口を下にして薄く切る』切り方を『短冊切り』という。

【問題 31】
①フライパンを強火で加熱する。
②熱くなったら 50cc 程の水をいれて手早くひとつまみの塩と食材をいれて炒める。
③食材の種類によって加熱時間を調整し、水が足りなくなったら適宜足す。
④冷ます必要がある場合はザルに上げて冷ます。

【問題 32】
1) ①味　②見た目　③生命の源　④力　⑤理
2) ⑥環境　⑦体調

【問題 33】
①条件　②費用　③ナチュラルな堆肥
④農薬　⑤化学肥料

【問題 34】
1) ①食品衛生法
2) ②バイオテクノロジー　③遺伝子組み換え食品
3) ④大豆　⑤トウモロコシ
4) ⑥殺菌　⑦防カビ
5) ⑧ポストハーベスト　⑨防カビ

Answer & explanation 1

【問題35】
〈食品添加物名〉　　　　　　〈簡略名〉　　　〈用途〉
①L-アスコルビン酸　　　　　V.C　　　　　（酸化防止剤）
②食用黄色4号　　　　　　　黄4　　　　　　（着色料）
③オルトフェニルフェノール　OPP　　　　　（防カビ剤）
④サッカリンナトリウム　　　サッカリンNa　（人工甘味料）

【問題36】
①栄養補助剤　②加工助剤　③キャリーオーバー

【問題37】
例）
マクロビオティックとは明治時代の医師であった『石塚左玄』という人物が提唱した『食養学』を原点とする理論である。
マクロ＝大きい、ビオ＝生命、ティック＝術をあわせて生まれた言葉で、健康なライフスタイルや長寿を実現するための食事法、という意味。

【問題38】
唾液の分泌を促進
満腹中枢が刺激され、満腹感を得やすい
小顔効果が得られる、など。

【問題39】

1) ①肉　②後片付け
2) ③皮ごと　④減る　⑤フードマイレージ
3) ⑥玄米　⑦7:3　⑧6:4　⑨シンプル

【問題40】

1) ①地球　②宇宙
2) ③健康　④美しさ　⑤豊かさ
3) ⑥感謝
4) ⑦自然

BOOK Collection

酵素ファスティング検定試験 完全対応

酵素ファスティング検定 公式テキスト＆問題集

今、デトックスやダイエットを目的としたファスティング（断食）を、必要な栄養素を補いながら安全・健康に行う「酵素ファスティング」が注目されています。本書は、この春から誕生する新資格検定「酵素ファスティング検定」に合格するための、初の公式テキスト・問題集です。

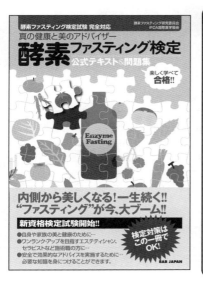

目次

酵素ファスティング検定とは？
（酵素ファスティング検定とは・酵素ファスティング研究委員会とは・国際食学協会（IFCA）とは・酵素ファスティング検定の概要）

第1章　酵素ファスティングとは
（酵素ファスティングとは・目的・10の効果・ファスティングに向いていない方・世界におけるファスティングの歴史）

第2章　ファスティングに必要な病気の知識
（なぜ現代人にファスティングが必要なのか・生活習慣病の基礎知識・メタボリックシンドローム・糖尿病・脳血管疾患・心疾患・脂質異常症・高血圧）

第3章　ファスティングに必要なカラダの知識
（人体の構成・消化のしくみ・代謝・免疫システム・自律神経について）

第4章　ファスティングに必要な栄養学の知識
（栄養素の基礎知識・炭水化物・脂質・タンパク質・三大栄養素の消化・吸収の過程・ビタミン・ミネラル・酵素）

第5章　ファスティングに必要な食の知識
（食の安全・食品添加物・遺伝子組み換え食品・残農薬・環境ホルモン・オーガニック）

第6章　正しい酵素ファスティングについて知ろう
（通常のファスティングと酵素ファスティングの違い・3日間プログラム・Q&A・体験者の声・他）

第7章　模擬問題

■酵素ファスティング研究委員会／IFCA国際食学協会 著
■A5判（並製）　■248頁　■本体1,600円＋税

真の健康と美のアドバイザーになる！

BOOK Collection

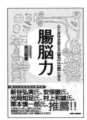

腸脳力
心と身体を変える"底力"は"腸"にある

錚々たる生命知の専門家——新谷弘実氏、安保徹氏、光岡知足氏、村上和雄氏、栗本慎一郎氏等も推薦!! 食べたもの、飲んだもの、そして呼吸が、どうやって私達の「体」と「心」になるか知っていますか？ 「腸」にこそ覚悟や直観といった、生きるための力と知恵=「腸脳力」が備わっているのです。

●長沼敬憲 著　●四六判　●186頁　●本体1,200円+税

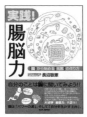

実践!腸脳力
【腸】から始める【元気】の作り方

腸を元気にすれば脳も元気になる！ お腹が空けば動き、食べて満足する。それは生きることの原点であり原動力。頭で考えてばかりいてもうまくはいかない。カラダの中心「腸」から生命力を引き出し、心地よく元気に「生きる力」を身につける大好評『腸脳力』の第2弾!「玄米ごはん」をすすめる本当の理由など丁寧に解説。

●長沼敬憲 著　●四六判　●224頁　●本体1,200円+税

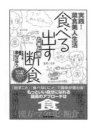

実践!菜食美人生活
食べる・出す・ときどき断食

何をどう食べたらいい…？ 人生をピカピカ輝かせる食の秘密を伝授！ 漢方とマクロビオティックをベースとした、食で体をリセット、デトックスする方法を紹介しています。巷にはさまざまな健康法やダイエット法がありますが、大切なのはそれが自分の体質に合っているかどうか。自分の体質に合ったものを食べ、不要物（食品添加物、コレステロール、脂肪など）を出せる体にすることで、お肌も人生もピカピカ輝くのです。

●畠山さゆり 著　●四六判　●208頁　●本体1,500円+税

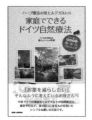

ハーブ療法の母ヒルデガルトの
家庭でできるドイツ自然療法

「お薬を減らしたい」そんなふうに考えているお母さんへすぐに使える春夏秋冬「癒」「食」「住」120のレシピを紹介。大量の薬や消毒に頼らなくても元気に、健やかに生きることができるのです。中世ドイツの修道女ヒルデガルトの自然療法は、薬草や石など、身の回りにあるものを用いたシンプルな癒しの方法です。

●森ウェンツェル明華 著　●四六判　●232頁　●本体1,400円+税

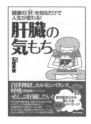

健康の「肝（キモ）」を知るだけで人生が変わる!
肝臓の気もち。

その右肩や腰の痛み、原因がわからない不調、イライラ、じつは肝臓の悲鳴かも!? まったく新しい健康観で内側からキレイに。かんたん肝臓ケアで、デトックス＆気巡り体質になります！ 「肝要」「肝が据わる」「肝っ玉」…etc、「肝（キモ）」の重要性を、先人たちは知っていた！ ドイツ語で肝臓はLeber、その語源はLeben(生命)。"肝臓の声を聴いて、労る"これが元気に生きる「肝（キモ）」です♪

●石垣英俊 著　●四六判　●256頁　●本体1,277円+税

MAGAZINE Collection

アロマテラピー＋カウンセリングと自然療法の専門誌

セラピスト

スキルを身につけキャリアアップを目指す方を対象とした、セラピストのための専門誌。セラピストになるための学校と資格、セラピーサロンで必要な知識・テクニック・マナー、そしてカウンセリング・テクニックも詳細に解説しています。

●隔月刊〈奇数月7日発売〉　●A4変形判　●164頁
●本体917円＋税　●年間定期購読料5,940円（税込・送料サービス）

セラピーのある生活 Therapy Life

セラピーや美容に関する話題のニュースから最新技術や知識がわかる総合情報サイト

　セラピーライフ　｜検索｜

http://www.therapylife.jp

業界の最新ニュースをはじめ、様々なスキルアップ、キャリアアップのためのウェブ特集、連載、動画などのコンテンツや、全国のサロン、ショップ、スクール、イベント、求人情報などがご覧いただけるポータルサイトです。

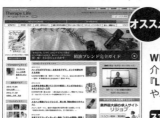

オススメ

『記事ダウンロード』…セラピスト誌のバックナンバーから厳選した人気記事を無料でご覧いただけます。
『サーチ＆ガイド』…全国のサロン、スクール、セミナー、イベント、求人などの情報掲載。
WEB『簡単診断テスト』…ココロとカラダのさまざまな診断テストを紹介します。
『**LIVE、WEBセミナー**』…一流講師達の、実際のライブでのセミナー情報や、WEB通信講座をご紹介。

 隔月刊 セラピスト
スマホ対応　公式Webサイト

ソーシャルメディアとの連携
公式twitter「therapist_bab」
『セラピスト』facebook公式ページ

トップクラスの技術とノウハウがいつでもどこでも見放題！

THERAPY ⊕ COLLEGE　**WEB動画講座**

セラピーNETカレッジ

www.therapynetcollege.com　｜セラピー 動画｜ ｜検索｜

セラピー・ネット・カレッジ（TNCC）はセラピスト誌が運営する業界初のWEB動画サイトです。現在、150名を超える一流講師の200講座以上、500以上の動画を配信中！すべての講座を受講できる「本科コース」、各カテゴリーごとに厳選された5つの講座を受講できる「専科コース」、学びたい講座だけを視聴する「単科コース」の3つのコースから選べます。さまざまな技術やノウハウが身につく当サイトをぜひご活用ください！

 パソコンでじっくり学ぶ！

 スマホで効率よく学ぶ！

目的に合わせて選べる講座を配信！
～こんな方が受講されてます～

**月額2,050円で見放題！
230講座600動画以上配信中**

 タブレットで気軽に学ぶ！

楽しく学べて合格!!

食学検定試験　完全対応

食のプロフェッショナルはじめの一歩！
食学検定
公式テキスト＆問題集

How to food culture?

2016 年 5 月 28 日　初版第 1 刷発行
2018 年 4 月 30 日　　　第 2 刷発行

著　者　IFCA 国際食学協会　　発行者　東口 敏郎
発行所　株式会社ＢＡＢジャパン
　　　　〒 151-0073 東京都渋谷区笹塚 1-30-11 4F・5F
　　　　TEL　03-3469-0135　　　　　FAX　03-3469-0162
　　　　URL　http://www.bab.co.jp/
　　　　E-mail　shop@bab.co.jp
　　　　郵便振替 00140-7-116767

印刷・製本　大日本印刷株式会社

©shokugakukentei2016　ISBN978-4-86220-981-8 C2077

※本書は、法律に定めのある場合を除き、複製・複写できません。
※乱丁・落丁はお取り替えします。

■ Cover Design&Illustration ／梅村昇史
■ DTP Design ／大口裕子
■ Illustration ／佐藤末摘